5つのチベット体操

若さの泉 決定版

ANCIENT SECRET OF THE FOUNTAIN OF YOUTH
Peter Kelder

ピーター・ケルダー [著]
渡辺昭子 [訳]

河出書房新社

● 目 次

序　バーニー・S・シーゲル ―――― 5
はじめに ―――― 11
著者について ―――― 17
一部 ―――― 21
第1の儀式 ―――― 37
第2の儀式 ―――― 41
第3の儀式 ―――― 47
第4の儀式 ―――― 51
第5の儀式 ―――― 57
二部 ―――― 71
第6の儀式 ―――― 79
三部 ―――― 87
四部 ―――― 97
失われた章について ―――― 107
五部 ―――― 109
出版者のあとがき ―――― 127
付録 ―――― 133
読者からの手紙 ―――― 141
訳者あとがき ―――― 153

チベット体操の基本型

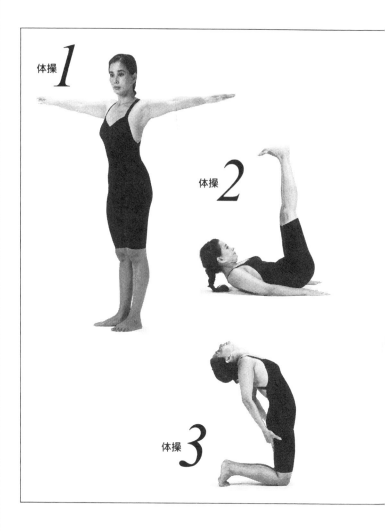

体操 1

体操 2

体操 3

実技=堤ケイ(ライフ・コンサルタント)

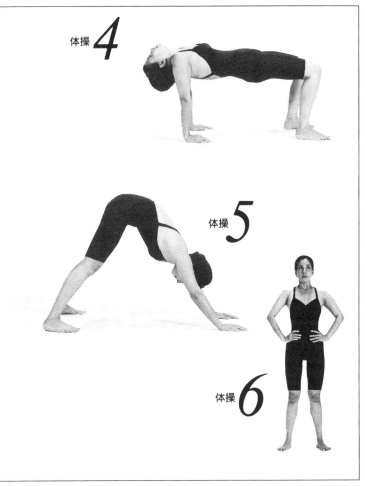

体操 4

体操 5

体操 6

●読者のみなさんへ

本書中の考え方、方法、提案はすべて著者自身の意見です。医学的助言を目的としたものではありません。「儀式」をはじめる前に、そして個人的な健康問題に関しては、ぜひとも専門の医者の指示を求めてください。

序

この本は、体力を増強し、健康になり、人生の喜びを満喫し、なおかつ長生きするためのアイデアと、その方法や知恵を皆様にご紹介するものです。でも、皆様は長生きしていることに気づかないでしょう。なぜなら、人生があまりにも充実し始め、エンジョイするのに忙しくなるからです。

　私はよく、重病にかかり、死を覚悟せざるをえなくなって初めて、充実した人生を送ろうと努力する方をお見かけすることがあります。そしてまた、こういった事態になりますと、精神や肉体の強い再生活動が起きて、状態がよくなったり、病がすっかり癒えてしまうこともあります。再生力が高まると、老化は止まり、若返りが始まるのです。どうか、あなたの若返り機構を活性化するのを、死に直面するまで待たないでください。さあ今すぐ、スイッチ・オンしましょう。

　この本には、皆様がご自身の"若返り機構"を活性化するための手助けとなることがいろいろと書かれています。まずは、「５つの儀式」と呼ばれる簡単ですばらしいエクササイズ。そして食事療法、呼吸法、発声エネルギー学についてなどです。また「５つの儀式」を実践した人々の高揚した体験と、知識豊富な医師による専門的分析と忠告が最後に述べられています。

しかし忘れてならないのは、この本は儀式と呼ばれるエクササイズや技術についてだけ書かれたのではないということです。中核をなすのは、あなた自身のこと――あなたの独自性、態度、信念、欲求と希望、可能性、そして人生を喜んで受け入れ、充分に生きようとする能力についてなのです。

　行動と思考により、あなたの体と脳が変化することは科学が証明しています。ということは変化を起こすためには、行動と思考を変えてみればいいわけです。あなたにはそれができます。この本にあるエクササイズと技術は、まさにこの変化を起こすために書かれています。私自身、「５つの儀式」をやってみて、効果があるのが分かりました。これを定期的に行い、毎日を楽しく過ごせば、体は健康になり、精神は明るく、表情豊かになり、若返り過程が始まると確信しています。

　また、あなたはすべての源である生命エネルギーに近づき、それを操(つか)えるようになるでしょう。このエネルギーは今では科学で計測することができ、その研究対象となっています。もちろん私も、この本にある、マントラとマントラムに関する教えを実践していますが、たしかにエネルギー発生量の違いを感じます。一つの例を述べさせてください。

ある晩、私はベッドの上で瞑想し、マントラを心の中で唱えていました。2匹の猫が私の横で丸まって寝ていました。妻は別の部屋にいたのですが、異様なエネルギーを感じたらしく、何事が起きたのかとベッドルームに駆けこんできました。妻の驚いた声で、私は目を開けたのですが、猫もいつもと違うことに気づいていたようでした。2匹ともベッドにまっすぐに座り、午後11時とは思えないほど、すっかり目覚めた様子で、警戒心をたぎらせ、あたりをうかがっているではありませんか。このことから私は、このエネルギーが本当に存在し、そしてまたそれがどのように起き、自分の周囲で感じられ反応されるのかが分かったのです。

　今から読もうとしている貴重な情報——私は、皆様がそれをいったん受け入れることをお勧めします。まず受け入れて、自分の直感と霊感に照らし合わせてください。その上で、あなた独自の変身方法を創り出すのです。「若さの泉」を自分以外のものに求めても見つかりません。全てのものの源は、自分の中にあるのです。

　さあ、今すぐ始めましょう。

　世界に平和を。

バーニー・S・シーゲル医学博士

はじめに

本書(ハーバー・プレス版)は、ピーター・ケルダー著
「The Eye of Revelation」(1939年)の改訂増補新版です。

この本は、驚くほど簡潔にまとめられておりますが、だからといって万人向きではありません。老化現象は逆転できるという、ちょっと考えただけでは不合理な考えを受け入れられる人だけが読む本です。つまり、「若さの泉」の存在を信じる人だけが読むべきなのです。そんなことは不可能だというありふれた概念にしがみつくなら、これを読んでも時間の無駄になるだけでしょう。反対に、「不可能」を「可能」にするのは自分次第だと考える人には、大いなる報いが待っています。

　わたしの知るかぎりでは、"若さ"と"健康"と"活力"を永遠に保つ古代チベットの秘伝「5つの儀式」に関する記録は、ピーター・ケルダーの著書にしかありません。きわめて貴重な情報です。この不思議な儀式は、数千年の長きにわたり、人里離れたヒマラヤの僧院で密かに伝えられてきました。そして、今から約50年前、ケルダー氏の本により、初めて西欧社会に紹介されました。でもそれ以後、彼の本も貴重な情報もいつしかどこかに散らばって、すっかり忘れ去られてしまいました。忘れてしまうには実に惜しい情報です。もう1度みなさんに紹介し、できるかぎり多くの人に役立ててもらいたい、そういう願いで、今回、改訂新版の出版に踏み切りました。

ケルダー氏が語るブラッドフォード大佐の話は、事実なのか、作りごとなのか、それともその両方が混じったものか確かではありません。しかし「５つの儀式」は、確かに効果があるのです。わたし自身の経験が、そして、世界中の読者から来る手紙や葉書が、そのことを証明しています。ただし儀式をすれば、50歳若返るとか、たった１晩で効果が出るとか、125歳まで長生きするなどということは、わたしには約束できません。しかし、自分自身がより若く、より幸福に感じられ、人からもそう見えることは確実です。儀式を毎日続ければ、30日で、いいえ、もう少し早い時点で、効果のあることに気づくでしょう。10週間も行なえば、それ以上のさまざまな効果に気づきます。人により進歩の度合いはいろいろですが、誰でも、友人から「若返ったね」「健康そうに見えるね」と言われはじめるとき、大いに興奮するはずです。

　もし「５つの儀式」に効果があるならば、それはいったいなぜでしょうか？　なぜこんなに簡単な体操が、肉体の老化防止に驚くべき効果をもたらすのでしょうか？　答えは、みなさんがこれから読まれるケルダー氏の説明にあるのですが、彼の主張が、最近の科学界で支持されはじめたことも、なかなか興味深いことです。たとえば、

人間の身体が不可視の電磁界もしくは「オーラ」（輪光）で囲まれていることを写し出したキルリアン写真は、わたしたちが、宇宙にあるエネルギーを"取り入れ"ていることを示しています。元気溌剌とした青年のオーラが、健康でない老人のそれとは違うことも事実です。

　東洋の神秘主義者たちは、昔から、身体には７つのホルモン内分泌腺に呼応した７つのエネルギー・センターがあると唱えてきました。わたしたちの身体は、内分泌腺でつくられるホルモンで調整されています。最近の医学の研究によれば、老化現象もホルモンによって調整されているのです。思春期がはじまると、下垂体は"死のホルモン"の分泌もはじめるようです。この"死のホルモン"があるために、わたしたちの細胞は、成長ホルモンのような有益なホルモンを活用できなくなるのです。その結果、細胞や組織は徐々に老化をはじめ、最終的には死を迎えるわけです。言い換えれば、老化の過程が実を結んだということです。

　もしケルダー氏が言うように、「５つの儀式」が身体の７つのエネルギー・センターの不均衡（アンバランス）を正すのなら、結果として、ホルモンの不均衡（アンバランス）も是正されます。そうすれば、細胞が若い時のように再生し活性化することが可能でしょう。つま

りわたしたちは、日に日に"若返る"自分を目撃し、実感できるはずなのです。

　これには賛否両論があるでしょう。またこの本を読んでいくと、もっと多くの賛成点や反対点が出てくるはずです。でも肝心なのは本筋を見失わないようにすることです。反対することばかりに目を奪われて、「５つの儀式」を行なうことによって得られる利益を見失っては元も子もありません。はたして「５つの儀式」に効果はあるのでしょうか？　答えを出す方法はたった１つしかありません。それは自分で試すことです。まずあなた自身で試してみて、公平な判断をくだしてください。あなたはきっと成功するはずです。

　どんなことでも、努力せずに成功は望めません。「５つの儀式」を毎日欠かさず行なうには、少々の時間とエネルギーの投資が必要です。もしあなたが数週間で興味を失い、たまにしか儀式をしないようになったなら、最高の効果を期待することは無理なのです。でも幸いに、儀式をはじめた人たちのほとんどは、毎日儀式を行なうことを、簡単なばかりでなく楽しいと感じています。

　あなたがこの本を読んで「５つの儀式」をはじめたら、次の２つを忘れないようにしてください。１つは、あな

たという人間は、凝り固まった考えや意見を超えて、自由に物を見られる素晴らしい特別な人だということです。そうでなければこの本は、そもそもあなたの興味を引かなかったはずです。もう1つは、あなたは、自分が欲しいと思うもの——若さと活力の回復など——を得る権利のある人だということです。心の底で、自分自身を価値のない、権利のない人間だと思う人は、どうも生命の恩恵を得ることができないようです。

　自己を高く評価し、自分には、生命が提供してくれる最高のものを得る価値があると思った時に初めて、あなたは自分自身を愛したことになります。自分を愛することが、人間を幸福で完璧なものにし、大いに若返りを促進するのです。

　自分を嫌い、自分には価値がないと思っていては、老化と不健康を早める重荷を背負っているのと同じです。その反対に、自分を愛することで自分自身を豊かにすれば、あらゆることが可能になるのです。——ハーパー・プレス版編者

著者について

　ピーター・ケルダーは、アメリカ中西部で養親に育てられました。まだ10代のうちに家を離れ、冒険へと旅立ったのです。世界各地を巡り、遠隔地やエキゾチックな地に多くの足跡を残しています。ケルダーは、多くの経験を通し、教養豊かで洗練された、確固たる自己を持つ人間となりました。多くの言語を理解し、生涯にわたり読書すること、特に図書館で本に埋もれることに喜びを感じ、言語の研究と詩作を趣味としていました。

　本書の主人公であるブラッドフォード大佐について、ケルダーは、それはチベットを旅した実在の人物で、1930年代に南カリフォルニアで出会ったことで本書が誕生した、と語っていました。

　しかしながらケルダーは、とても非社交的な人で、これ以上の説明をしようとはしませんでした。この本を読めば自分の言いたいことは十分に分かる、自分やブラッドフォード大佐についてくどくど書くことは簡単で率直なメッセージの正当性を却って損なわせる、と感じていたのです。長期間にわたる大勢の人々の支持が成功の証であるならば、ケルダーの伝えかたは大成功でありました。ケルダーが伝えたことは何世代をも超え、今では地球の隅々まで伝わっており、80数余年の歴史の中でますます賞賛されるようになっています。

若さの泉

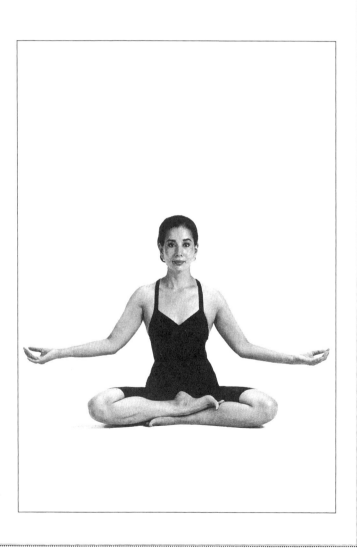

一部

誰しもが長生きを望んでいる。だが誰も老人になりたいとは思わない。
——ジョナサン・スウィフト

数年前のある日の午後、わたしは公園のベンチに坐って、新聞を読んでおりました。すると老紳士がやってきて、わたしの隣りに腰かけました。60代後半と思われるその人は、白髪で、禿げあがり、前かがみになって杖をついて歩いていました。まさか、その時からわたしの人生が変わるとは、思ってもみないことでした。

　わたしたちはまもなく、どちらからともなく話しはじめました。彼は英国陸軍の退役軍人で、外交官として活躍したこともあったそうです。ですから彼は、まさに地球の隅々まで旅をしていたのです。ブラッドフォード大佐──本名ではありませんが、仮りにこう呼んでおきましょう──は、たいへんおもしろい冒険談を聞かせてくれ、わたしはすっかり魅了されました。

　わたしたちは再会を約束して別れ、まもなく、わたしたちの間には深い友情が芽生えるようになりました。わたしたちはしょっちゅう、どちらかの家で会い、夜の更けるのも忘れて、討論や雑談に花をさかせたのです。

　そんなある日のことです。わたしは、ブラッドフォード大佐が何か重要なことを話したがっているのを感じました。でも彼は、なぜか話そうとはしないのです。気になることがあるのなら話してほしい、秘密は必ず守るからと約束し、わたしは、彼が安心するよう、いろいろと

努力を重ねました。すると初めはゆっくりと、それからだんだんと信用したように話し出したのです。

　数年前、インドに赴任していた時のことでした。ブラッドフォード大佐は、人里離れた奥地から出てきた放浪者たちと時々会う機会があり、彼らの生活や習慣についておもしろい話をたくさん聞いたそうです。そのなかに、とくに興味深い、奇妙な話がありました。彼はそれを幾度なく聞いたのですが、それを話す人は、必ずある特定の場所の出身者だったそうです。その地域以外の出身者は、まったく知らないようでした。
　それはチベットの修行僧ラマに関する話で、彼らは「若さの泉」の秘密を知っているということでした。驚くべき秘密が、数千年にわたり、ラマ僧の１派により伝えられてきたのです。彼らは隠す努力をしていたわけではないのですが、僧院があまりにも人里離れて孤立しているため、文字通り外界から隔離されていたのです。
　僧院と「若さの泉」の存在は、地元民の伝説のようになりました。彼らは、僧院を見つけて入門した老人が、不思議なことに健康と体力と活力を回復したという話をするのです。しかし、この奇妙で素晴らしい場所がどこなのか、はっきり知る人はいないようでした。

多くの人と同様に、ブラッドフォード大佐も40になると、"年をとった"と感じはじめ、それ以来、若返ることはありませんでした。そして彼は、不思議な「若さの泉」の話を聞けば聞くほど、そんな場所があるのではないかと思いはじめたのです。彼はその場所を発見するための資料を集めはじめました。地方の特徴や気候、その他、場所を推定するのに役立つあらゆるデータを集めたのです。いったん調査を開始すると、大佐は、「若さの泉」をどうしても見つけたいという欲望にとり憑かれていきました。

　その欲望が強まって、もう我慢できないところまできてしまった、と彼はわたしに言いました。だからインドにもどり、この隠れた僧院と永遠に若さを保つ秘密を真剣に探すことに決めたのだと。そして大佐は、わたしもその探険に加わらないかと誘ったのです。

　わたしはふだん、こんな話を真っ先に疑うタイプの人間です。しかし、大佐は真剣そのものでした。大佐から「若さの泉」の話を聞けば聞くほど、そんなものが本当にあるような気もしてくるのです。しばらくの間、わたしは大佐の探険に同行する気になりました。しかし実際問題を考えると、結局わたしは常識に負けてしまい、同行するのを断念しました。

ブラッドフォード大佐が出発したとたん、わたしは大いに後悔しはじめました。自分の決定が正しいかどうか、分からなくなったのです。でも自分自身を安心させるため、わたしは、老化現象を克服したいと思うこと自体が間違いだと考えました。人間は、美しく老いることに身をまかせるべきで、人並み以上の生命(いのち)を望んではいけないのだと。

　しかし心の底では、いつもある考えが渦巻いていました。それは「若さの泉」です。なんと感動的な考えでしょう！　大佐が発見してくれることを、わたしは大いに願いました。

　それから何年かが経過するうち、ブラッドフォード大佐と彼の「シャングリラ」(理想郷)の話は、忙しい日常生活の中に埋没していきました。しかしある晩、わたしが家にもどると、大佐から手書きの手紙が届いていたのです。わたしは急いでそれを開け、むさぼるように読みました。大佐はまだその場所を発見していませんでしたが、必死に、でも楽しく努力している様子が書かれていました。予定は大幅に遅れ、苛立たしい後退をよぎなくされているが、あと一歩で「若さの泉」を発見できると信じているとのことでした。住所は書いてありません

でしたが、少なくとも大佐がまだ生きていることが分かり、わたしは大いに安心しました。

　それからまた数か月が経過して、2通目の手紙が届きました。ついに来た手紙を開けるわたしの手は、ぶるぶると震えていました。そしてそれを読むと、ああ、わたしは一瞬、手紙の内容を信じることができませんでした。大佐の手紙は、わたしが期待していたものより、はるかに素晴しいものだったのです。彼は「若さの泉」を発見したばかりか、それをアメリカに持って帰るというのです。あと2か月もすればもどるだろう、手紙はそう結ばれていました。

　大佐と別れてから、4年の歳月が経っていました。その間に、大佐はどんなふうに変わったのか、とわたしは考えはじめました。「若さの泉」は、はたして大佐の老化の時計を止めることができたのでしょうか？　最後に別れた時と変わらなく見えるのでしょうか？　それとも4歳ではなく、1歳しか年をとっていないように見えるのでしょうか？

　そしてついに、この疑問に答える機会が訪れたのです。ある晩、家に1人でいると、思いがけなくベルが鳴りました。返事をすると、マンションのドアマンが、「ブラッドフォード大佐がお見えです」と言うのです。わたし

はとたんに興奮し、「すぐにお通ししてくれ」と答えました。するとまたすぐ玄関のベルが鳴ったので、わたしは飛んでいきました。でもがっかりしたことに、目の前にいるのは、ブラッドフォード大佐ではなく、別の若い男だったのです。見知らぬ男は、わたしが落胆したのに気づいて言いました。
「わたしを待っていたのじゃなかったのかね？」
「すみません、違う人だと思ったものですから」わたしはキツネにつままれたような気持ちになりました。
「もっと熱狂的に迎えてくれるものだと思っていたよ」訪問者は親しげな口調で言いました。
「わたしの顔をよく見てくれ。それとも自己紹介が必要なのかな？」
　目の前の姿をじっと観察すると、わたしの混乱はうろたえに変わり、そして激しい驚きに発展していきました。わたしは、男の顔立ちが、ブラッドフォード大佐のそれに似ていることにだんだんに気づきはじめたのです。若かったころの大佐は、そういう顔をしていただろうと想像できるのです。そこにいるのは、背中を丸め、杖をついた土気色の顔の老人ではなく、背の高い、堂々とした男でした。男の顔はたくましく、頭髪は黒く、ふさふさとしていて、白髪はほとんど混じっていませんでした。

「まさにこのわたしだよ」大佐は言いました。「いつまでも玄関に立たせておくなんて、きみのマナーはひどいもんだな」

わたしは、どっと喜びがこみ上げて思わず大佐に飛びつきました。わたしは、興奮を隠しきれず、居間に案内しながら、次から次へと質問を浴びせかけたのです。
「待ちなさい、待ちなさい」彼はうれしそうに制しました。「まずは一息つきたまえ。それから今までのことを話してあげよう」そして、彼は語りはじめました。

大佐は、インドに着くとすぐ、伝説の「若さの泉」があるといわれる地域に直行しました。幸い大佐は、少し現地の言葉ができましたから、時間をかけて知り合いをつくり、多くの人と親しくなるように努めました。それから彼は、長い年月を謎解きに費やしたのです。時間のかかる作業でしたが、忍耐が報われる時がきました。ヒマラヤ山脈の奥地へ分け入り、危険きわまりない冒険の果てに、大佐はついに、若返りと永遠に若さを保つ秘密を伝えもっている僧院を発見したのです。

僧院への入門を許可されてから大佐が体験したことをこと細かにすべて伝える時間とスペースがあったなら、どんなによいかと思います。しかしそれを語ったとして

も、多くが絵空事に聞こえてしまうでしょう。ラマ僧たちの習慣と文化、そして彼らの世俗に対する無関心な態度は、西欧の人間にはたいへん理解しがたいものなのです。

　僧院には、高齢の男女はいなかったそうです。ラマ僧たちは、大佐のような老人に久しく会ったことがなかったので、彼を"古老"と茶化して呼びました。彼らには、大佐の姿はとてもめずらしいものだったのです。
「到着してから２週間というもの」大佐は話しました。「わたしは陸に上がった魚のようだった。見るものすべてに驚嘆し、時によると、この目で見ているにもかかわらず、信じられないこともあった。そしてしばらくすると、わたしはとても健康になってきた。夜はぐっすり眠れるようになり、次の朝に目覚めると、必ず前日より元気があり、エネルギーに溢れているのを感じた。まもなくわたしは、山登りの時だけしか杖をつかなくなっていた。

　ある朝、わたしは一生でいちばん驚くことに遭遇したのだ。わたしは初めて、僧院の中の、整理の行き届いた広大な場所に入っていった。そこは、古書が保管してある、いわば図書館のような所だった。部屋の片隅に、等身大の鏡があった。わたしはそれまでの２年間、人里離

れた辺鄙な場所ばかりを旅していたので、自分を鏡で見ることはなかった。わたしは興味をもって、鏡の前に歩み出た。

　わたしは信じられない思いで、目の前の自分の姿を見つめていた。わたしの外見は劇的に変化していて、年齢より15歳は若く見えたのだ。長年わたしは『若さの泉』が実在することを心から望んできた。その実在が、まさに自分の目の前で証明されていたのだよ！

　わたしが感じた喜びと興奮は、とても言葉では表せないものだ。それから数週間、そしてまた数か月、わたしはどんどん若返り、僧院の人々もそれに気づいた。まもなくわたしは、"古老"という名誉なニックネームで呼ばれることがなくなった」

　ちょうどこの時、ドアのノックの音で大佐の話が中断されました。ドアを開けると、友人が2人立っていました。親しい人たちなのですが、まったくタイミングの悪い時に来てくれたものです。それでもわたしは、できるだけ苛立ちを隠して、彼らを大佐に紹介し、しばらくの間みんなで話し合いました。すると、大佐が立ち上がって言いました。「中座して申し訳ないが、今夜はもう1つ約束がある。また近いうちにお目にかかれれば幸いだ」そして彼は、玄関でわたしに振り向くと、小声で言

いました。「明日、昼食を一緒にしようじゃないか？ その時に、『若さの泉』の話を全部聞かせてあげよう」

　時間と場所を約束して、大佐は帰っていきました。友人たちのところにもどると、1人が言いました。「とても魅力のある男だね。でも、軍隊を引退したにしては若すぎないかい？」

「いくつに見える？」わたしが聞きました。

「どう見ても40を超えているようには見えない」友人が言いました。「でも話の内容からすると、そのくらいにはなっているだろうな」

「そうだね、少なくともね」わたしは曖昧に答えておきました。そしてすぐに別の話題に切り換えたのです。わたしにはまだ、信じられないような大佐の話を人に伝える気持ちはありませんでした。少なくとも、彼から説明をすべて聞くまでは。

　翌日、昼食を終えてから、大佐とわたしは、彼の宿泊している近くのホテルの部屋にいきました。そこでついに彼は、「若さの泉」についてあますことなく語ってくれたのです。

「僧院で最初に習った重要なことは」大佐は語りはじめました。

「人間の身体には、7つのエネルギー・センターがあるということだ。英語では、ヴォルテックス（渦巻）とでも呼べばいいだろう。ヒンドゥー教では、チャクラと呼んでいる。それは強力な磁界で、目には見えないが、実在するものだ。7つのチャクラの中心は、それぞれが人体のホルモンを司る内分泌腺にあり、ホルモンの分泌を促進する働きをしている。老化の過程も含めて、人体機能の全体を統制するのが、こういったホルモンだ。

　いちばん低い場所にあるチャクラ、つまり第1のチャクラは、生殖腺にある。第2のチャクラは、腹部の膵臓のところにある。第3番目は、みぞおちあたりの副腎にある。第4のチャクラは、胸もしくは心臓部の胸腺にある。第5番目は、首の甲状腺にある。第6番目は、脳の後基底部の松果腺にある。そして第7番目、いちばん高いものが、脳の前基底部の脳下垂体にある。*

*　身体全体にあるチャクラもしくはヴォルテックスの数は、もっと多いとも言われていますが（一説によれば数千も）、主要なものは7つというのが、一般に認められた見解です。ケルダー氏の初版本では、その1つが膝にあるとされていました。また彼は、ヴォルテックスを内分泌腺と関連づけていません。私の一存でこのように、より広く支持されている見解に一致するよう変更しました。――編者

健康体の場合には、チャクラはそれぞれが速いスピー

チャクラの位置

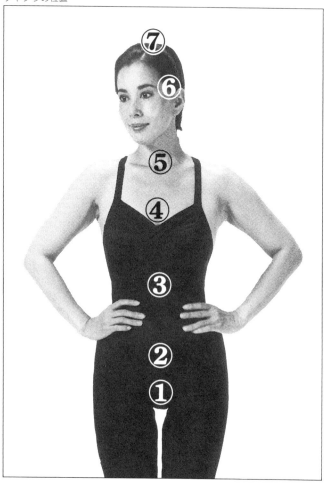

ドで回転し、『プラーナ（気息）』または『精神エネルギー』と呼ばれる活力に満ちた生命エネルギーを製造し、内分泌腺をとおして上へ上へと送り出している。だが、1つもしくは複数のチャクラのスピードが落ちてしまうと、活力に溢れた生命エネルギーの流れは抑制されてしまったり、通り道をふさがれたりする。その別名が、老化であり不健康なのだ。

　回転するチャクラは、健康な人であれば、肉体を超えて外に向かって発散している。だが、老人や身体が衰弱した人、それに病人の場合には、体表まで到達しない。若さと健康と活力を回復する早道は、これらのエネルギー・センターの回転を再び正常にもどすことだ。そのために5つの簡単な体操がある。どれ1つをとっても役立つのだが、最良の結果を得るためには、5つ全部が必要だ。これらの5つの体操は、本当は体操ではない。ラマ僧たちは『儀式』と呼ぶので、わたしもそれに従うことにしよう」

第1の儀式

体操 *1*

❶まっすぐに立ち，両腕を床と平行になる位置まで上げる。目は開けたまま。
❷そのままの姿勢で，右回わり（足の下に時計を置いたとすれば，針の進行方向）に呼吸を繰り返しながらゆっくりと回わる。
❸目が回わりそうになったら止める。

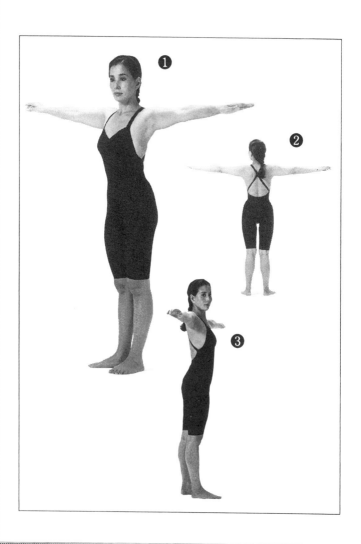

「第1の儀式は、とても簡単だ」大佐は、説明を続けました。
「目が回るのがおもしろくて、子供たちがぐるぐる回わっているのを見たことがあるだろう。あれだ。まず垂直に立つ。次に両手を床と水平になるように真横に伸ばす。そしてわずかに眩暈を感じるまで、身体をぐるぐる回転させるのだ。この儀式は、すべてのチャクラの回転スピードを一気に上げる効果がある。ここで1つ注意しなければいけないのは、身体を回わす方向だ。必ず左から右へ回わらなければならない。つまり床に時計を上向きに置いたとすれば、その時計の針の進行方向に身体を回わすのだ。

最初、ほとんどの人は、6回も回われば目が回わってしまい、それ以上は回われないだろう。初心者はそれ以上やろうとしてはいけない。眩暈がひどくて坐りたいとか横になりたいと思ったら、すぐにそうすべきだ。わたしも最初はそうしていた。初めのころは、わずかに眩暈を感じるところまで回転できればよい。5つの儀式すべてを毎日行ない、時間がたてば、目が回わることもなく、何度も回転できるようになるだろう。

インドにいたとき、イスラム密教徒のスーフィたちが、旋回舞踏をやっているのを見たことがある。彼らは法悦

状態になりながら、絶え間なく身体を回転させ続けていた。わたしは、第1の儀式とこの光景に2つの共通点があることに気がついた。1つは、修行者たちが、いつも同一方向に、つまり第1の儀式と同様、左から右に回わっていることだ。もう1つは、年とった修行者たちが、みな精力的で、力強く、たくましいことだ。同じ年齢の男たちよりはるかに若く見える。

　ラマ僧の1人にそれを話すと、彼は『修行者たちの旋回舞踏には、非常に有益な効果があると同時に、破壊的な要素もある』と教えてくれた。過度の回転は、いくつかのチャクラを過剰に刺激し、疲労させてしまうというのだ。最初は、活力に溢れた生命エネルギーの放出を加速させる効果があるが、ある点を過ぎると逆にそれを押し止めるようになる。加速されたり、止められたりするエネルギーが、修行者たちに1種の"霊的恍惚感"を感じさせ、彼らはそれを精神的、もしくは宗教的な特別な現象と勘違いするのだ」

「しかし」大佐は続けて語りました。「修業を積んだラマ僧たちは、回転運動を過度には行なわない。旋回舞踏者たちが何百回と回わるところを、ラマ僧たちは、10数回ほどしか回わらない。それだけでチャクラの活動は充分に刺激されるのだ」

第2の儀式

体操 2

❶ 仰向けにまっすぐ横たわる。
❷ 鼻から息を吸いながら首と足をゆっくりと上にあげていく。膝を曲げない。
❸ 息を吸い続けながら足が床と垂直になる位置まで上がったら、次に口から息を吐きながら頭と足をゆっくりと下ろす。繰り返す（2から5までの体操は無理のない回数をそれぞれ行なう）。

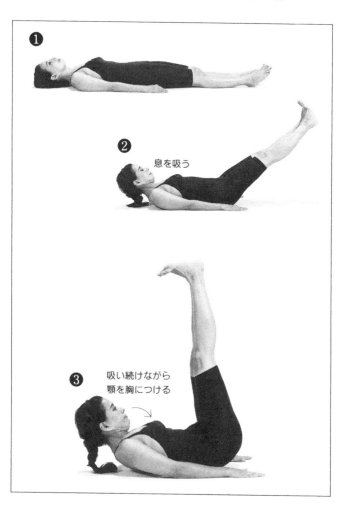

❶

❷ 息を吸う

❸ 吸い続けながら顎を胸につける

「第1の儀式の次は」大佐は続けました。
「7つのチャクラの活動をより高める第2の儀式だ。これもやり方は簡単だ。まず仰向けに床に横たわる。厚いカーペットか、中綿の入った硬めのマットのようなものの上に横たわるのがいちばんよい。ラマ僧たちは、幅60センチ、長さ180センチほどの、西洋人が礼拝用敷物と呼ぶものの上で儀式を行なう。その敷物は、かなり厚く、羊毛と植物の繊維でできている。実際には単に、冷たい床から身体を保護するために敷かれるものだが、西洋人は彼らのする何事にも宗教的な意味合いをもたせようとするので、礼拝用敷物などという仰々しい呼び名がつけられているわけだ。

　さて、背中をまっすぐに伸ばして横たわったら、両腕を身体の両側面に沿って伸ばし、手のひらを床に置く。手のひらはまっすぐ、そして指と指の間は、閉じておく。第2の儀式から動作にともなう呼吸が大切な要素となってくる。鼻からゆっくり深くお腹の底まで息を吸いながら頭を床から持ち上げ、顎を胸にぴったりとつける。同時に膝を曲げずに、両足を床と垂直になる位置まで上げていく。足が垂直の位置まできたら、次は息を吐き切るまで口から吐きながら頭と足をゆっくりと床に下ろす。その時も膝が曲がらないように注意する。すべての筋肉

を弛緩させてから、またこの儀式を繰り返す。

　儀式を繰り返すとともに、呼吸のリズムを体得することが重要だ。頭と足を上げる際に、深く腹部まで息を吸い、下ろすときには充分に吐き切る。儀式の間の筋肉を弛緩させている時も同じリズムで呼吸を続ける。呼吸は、深ければ、深いほどよい。

　もし膝をまっすぐにできないなら、必要なだけ膝を曲げてもよい。儀式に慣れるにしたがって、できるかぎり膝を伸ばすように試してみるとよいだろう。

　あるとき、わたしは1人のラマ僧の話を聞いた。彼は、この儀式をはじめたとき、かなりの老齢で、衰弱もひどく、足をまっすぐ持ち上げることすらできなかったそうだ。だから彼は、膝を曲げたまま、つまり太ももだけを上げ、膝から下はぶらさげたままの状態でこの儀式を行なっていた。だが、儀式を続けるうちに、だんだん足を伸ばせるようになり、3か月後には、楽々とまっすぐに足を持ち上げられるようになったそうだ」

「このラマ僧には本当に驚いた」大佐は言いました。「彼は、この話をしてくれたとき、まさに健康そのもので若々しかった。わたしは、彼が自分よりかなり年上であることを知っていた。だが彼は、身体を動かすのは楽しいからと言って、菜園から何百メートルも上の山にあ

る僧院まで、45キロの野菜籠を背負って上がっていくのだ。時間はかかったが、途中1度も休まなかった。着いてからも少しも疲れた様子がない。わたしが初めて彼の後について山を登った時には、息苦しくなって、少なくとも10回以上、立ち止まらねばならなかった。後には、彼と同じように楽に山を上がれるようになったがね。もちろん杖に頼らずだ」

第3の儀式

体操 3

❶ 上体をまっすぐにして床にひざまずく。手は、お尻の少し下にあてがう。
❷ 息を吐きながら出来る限り頭を前に曲げる。息を吐き切る。
❸ 息を吸いながら、上体をゆっくり後ろにそらす。そらし切ったら、今度もゆっくりと息を吐きながらもとの姿勢にもどる。繰り返す。

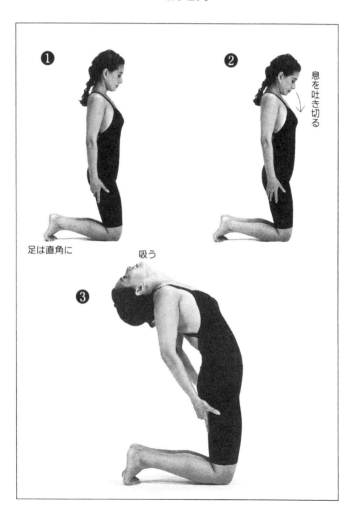

❶ 足は直角に
❷ 息を吐き切る
❸ 吸う

「第3の儀式は、第2の儀式の後にすぐに続けて行なわれる。これもたいへん簡単だ。まず両膝頭と両足指先を支点として、床にひざまずく。上体、すなわち膝から上をまっすぐ垂直に立てる。手はお尻の少し下にある大腿筋に沿うようにあてがう。

　頭を前に曲げていき、顎を胸にぴったりとつける。このとき息を吐いておく。次に息を吸いながら、頭をできるかぎり後ろにそらし、同時に上体も後ろにそらしていく。このとき背骨は、弓状になっているはずだ。上体をそらす際、太ももに添えてある手で身体を支える。充分にそらしきったら、上体をもとの直立の位置へもどす。もどすときに息を吐く。

　繰り返すが、第2の儀式と同じように、リズミカルな呼吸が大切だ。背骨をそらしながら、息を深く吸い込む。そして直立の姿勢にもどりながら息を吐き出すのだ。深い呼吸は、きわめて有益だから、できるかぎり多くの空気を肺の中に取り入れるようにしてほしい。

　わたしは、200人以上のラマ僧がこの儀式をいっせいに行なうところを見たことがある。意識を自己の内部に向けるため、彼らは目を閉じていた。儀式を行なうことにより、雑念は払われ、意識は内奥へと集中していく。

　数千年の昔、ラマ僧たちは、生命の計り知れない神秘

の鍵は、すべて身体の内部にあることを発見した。生命をつくり上げるすべてのものが、われわれ個々の人間の内部から生じていることを発見したのだ。西洋人は、どうしてもこの概念を理解したり、納得したりすることができない。彼らは、わたしもかつてはそうであったように、生命というものは、われわれが制御できない物質世界の力によって形づくられる、と考えている。たとえば、ほとんどの西洋人が、肉体が年をとり、衰えていくのは、自然の法則だと考える。しかしラマ僧は、内面を見つめることにより、これが自己の思い込みにすぎない幻想であると知ったのだ」

第4の儀式

体操 4

❶ 足を前に投げ出して坐る。足先の間は30センチほど開ける。上半身は直立させ、手のひらを床につける。足は直角にする。
❷ 息を吐きながら、顎を胸につけるようなつもりで、頭を前に倒す。
❸ 息を吸いながら頭を後ろにそらす。

❶
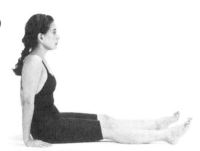
手は身体に平行に

❷
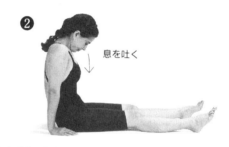
息を吐く

そらしながら、息を吸う
❸
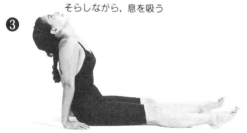

❹同時に腰を上に持ち上げていく。
❺胴体が床と水平になる位置まで持ち上がったところで息を止める。ゆっくりと息を吐きながら❶の形にもどる。
繰り返す。

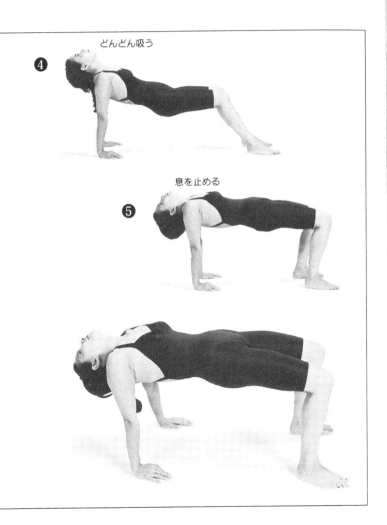

「初めて第4の儀式をした時は」大佐は言いました。「ひどく難しく思えたものだ。しかし1週間もすると、他の儀式と同様に簡単になった。

　まず、自分の前にまっすぐ足を投げ出して床に坐る。足の間は、30センチほど離す。上半身を直立させ、両手のひらをそれぞれ腰の横の床につく。それから顎を胸にぴったりとつける。その際、息を深く吐く。

　ここからが少し難しい。頭をできるだけ後ろにそらす。それと同時に、足裏を床につけ膝を曲げ、腕をまっすぐ伸ばした状態で、上半身を上に持ち上げる。上半身は太ももとともに床と平行になるようにまっすぐにさせる。両腕と膝から下の足は、床に垂直になるようにする。それはちょうど腕と足の膝から下を支柱としたテーブルのような格好だ。手のひらと足裏が支柱の底部となる。ここまでが息を吸って行なう動作だ。テーブルの格好ができたら身体の筋肉を1つ残らず緊張させながら息を止める。最後に、もとの足を投げ出した格好にもどりながら息を吐いていく。全身を弛緩させ、最初の動作を繰り返す。

　呼吸の仕方が第2、第3の儀式と少し違うことに気がついただろうか。これまでは、吸って吐くだけだったが、ここでは呼吸の静止が入る。身体を持ち上げながら、深

く息を吸う。筋肉を緊張させながら、息を止める。そして、もとの坐位にもどりながら、息を完全に吐き出すのだ。繰り返しの間の休息時も、同じリズムで呼吸を続ける」

第5の儀式

体操 5

❶うつぶせに寝てから上体を起こし,手のひらと足指先を支点にして身体を床から浮かす。手と手の間,足と足の間は,肩幅ほど開けておく。
❷息を吐きながら,背骨をそらして上半身を起こす。
❸息を吸いながら,腰を中心に身体を持ち上げる。

❶ ↑ 身体を浮かす

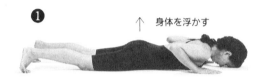

息を吐きながら身をそらす

❷

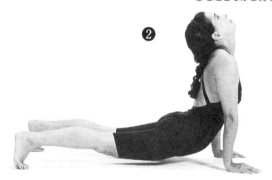

❸

吸う

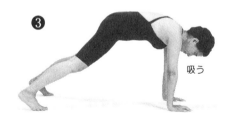

❹息を吸い続け,身体が腰を真ん中にした逆V字型になったら(かかとをつける),今度は息を吐きながらもとの姿勢❷にもどり,❷〜❹の儀式を繰り返す。

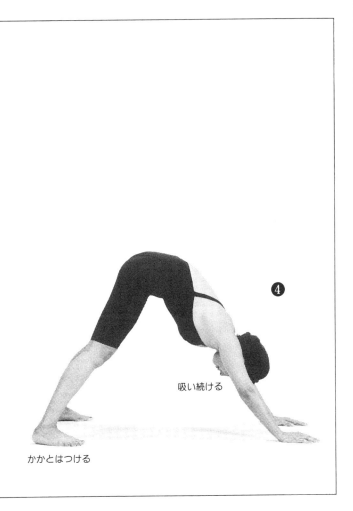

吸い続ける

かかとはつける

大佐はさらに続けました。
「第5の儀式は、うつぶせの姿勢で行なう。腕立て伏せをする時のように手のひらと足指を支点として、身体を支え、身体を床から浮かす。手と手の間、足と足との間は、それぞれ肩幅ほど開けておく。この間隔は、儀式の間中、変わることはない。腕を床と垂直にまっすぐに伸ばし、背骨をそらして上半身を起こす。まっすぐに伸びた足は、床と水平の位置に浮いている。両手両足ともこの儀式の間中、まっすぐに保たれなければならない。この姿勢のまま頭をできるかぎり後ろにそらす。その際、息を吐いておく。続いて、身体が腰の部分を中心とした逆V字を描くように、腰を上のほうに持ち上げていく。同時に顎を手前に引き、胸にぴったりとつけるようにする。身体が、逆V字となった時点で、足裏は床についている。これらの動きの間、深く息を吸う。息を吐きながらもとの姿勢にもどり、再び儀式を繰り返す。
　1週間もすると、大抵の人はこの儀式を5つの儀式のなかで、最も簡単なものと感じるようになるだろう。かなりうまくできるようになったら、身体を持ち上げた状態から床ぎりぎりのところまで、下ろしてみよう。この際も床に身体をつけてはいけない。余裕があれば、持ち上げた状態と下げた状態の両方で、筋肉を少しの間、緊

張させてみるとよいだろう。

　この儀式を行なう際にも、前の儀式と同じく深い呼吸をするように気をつけることが大切だ。身体を持ち上げた時に、深く吸い、下げた時に充分に吐き出す」

「どこに行っても」大佐は続けて言いました。「人々は最初、これらの儀式をアイソメトリック運動（静的筋収縮による筋肉トレーニング理論）だと言う。確かに5つの儀式は、硬くなった筋肉や関節を伸ばし、筋肉の弾性を向上させるのに役立つ。しかし、それが儀式の主目的ではない。儀式の本当の目的は、チャクラの回転スピードを正常にすることだ。チャクラを正しいスピードで、つまり25歳の健康で強壮な男女のスピードで回転させようということなのだ」

「若くて健康な人の場合は」大佐はさらに説明しました。「すべてのチャクラが同じスピードで回転している。一方、もし、普通の中年男女の7つのチャクラが目に見えるなら、すでにそのいくつかのスピードがひどく落ちていることに気づくだろう。チャクラがそれぞれ違うスピードで回転していては、調和がとれない。ゆっくり回転するものは、身体のその部分を衰えさせ、また他方、より速く回転するものは、苛立ちや不安、疲労感などを引

き起こす。つまり、不健康、哀え、老化といったものは、チャクラの状態が異常だということなのだ」

「5つの儀式」の説明を聞きながら、わたしは多くの疑問をもちました。大佐の説明が終わったので、聞くことにしました。

まずこう聞きました。「儀式はそれぞれ何回ずつ行なうのですか？」
「最初の1週間は」大佐が答えました。
「各儀式を1日に3回ずつ行なうことをすすめる。それから1週ごとに、それぞれの回数を2回ずつ、21回になるまで増やしていく。つまり、2週目は5回、3週目は7回、4週目は各儀式を毎日9回ずつ行なうというふうに増やしていく。そうすれば10週で完成だ。最後には各儀式を1日21回やっているようになるだろう。

第1の儀式の回転を、他の儀式と同じ回数を行なうのが困難なら、ひどく眩暈を感じないだけ回わればいい。それでもいつかは、フルに21回、回われる時がやってくる。

儀式をはじめてから、フルに回転できるようになるまで1年以上かかった男性もいた。他の4つの儀式は難なくできたので、彼は回転の儀式だけを非常にゆっくり

21回になるまで増やしていった。その男性の成果は素晴らしかった。

　またなかには、回転がまったくできない人もいる。通常は、回転の儀式をまったくしなくても、残りの4つの儀式を4か月から6か月行なえば、回転をはじめられるようになるものだ」

　2番目の質問はこれでした。「儀式は、1日のうちのいつにしなければならないのですか？」
「朝か晩に行なえばよい」彼は答えました。
「どちらでも都合のいいほうでかまわない。わたしは朝晩両方やっているが、初心者がそれほど多くの刺激を受けることはすすめない。儀式を開始して4か月たったら、朝に21回フルにやり、晩に3回繰り返すくらいからはじめるとよい。初めての時と同じように、回数を徐々に増やしていき、最後に21回行なうようにもっていく。だが、本当にそうしたいという欲求をもたないかぎり、朝か晩のどちらかに21回儀式をするだけでいい」

　わたしは次にこう聞きました。「儀式はどれも等しく重要なのですか？」
「5つの儀式は、それぞれが相互に関連し合って効果を生み出す。すべてが等しく重要なのだ」大佐は答えました。

「しばらくの間やってみて、すべての儀式を必要な回数だけ行なうのは無理だと思ったら、儀式を2つに分けて、朝と晩に半分ずつやりなさい。もしある儀式がまったくできなかったら、それをとばして残りの4つをやりなさい。そして数か月後、難しくてできなかったものをもう1度やってみる。効果の出方は遅いかもしれないが、それでも必ず出てくるものだ。

どんな場合にも、決して無理をしてはいけない。無理をすると逆効果が生じてしまう。できる範囲のことをやり、徐々にそれを積み重ねるのだ。そして決してくじけてはいけない。時間をかけて、忍耐強く行なえば、最終的に5つの儀式のすべてを1日21回できない人は、ほとんどいない。

難しい儀式を克服するのに、工夫を重ねる人もいる。あるインドの高齢者は、第4の儀式を1度も満足にすることができなかった。というのは、彼はただ身体を床から持ち上げるだけでは気がすまなかったのだ。彼は、胴体を文字通り水平にしなければならないと考えた。そこで彼は、25センチほどの高さの箱を取り寄せて、その上にマットを敷いた。そして、その上に仰向けになり、足を箱の片側から床につけ、手を反対側から床につけた。この位置からだと、自分の胴体を平行の状態にかなりう

まく持ち上げることができたのだ。

　彼は、小道具があったから、その儀式をフルに21回できるようになったわけではないだろう。だがそれがあったから、より体力のある男と同じように高く身体を持ち上げることができたのだ。これには肯定的な心理効果があり、それ自体が非常に有益だ。このやり方をとくにすすめるわけではないが、他のやり方では進歩が望めないと思う人にはよいことだろう。創意工夫する気があれば、その人にとって難しい儀式を克服する方法はいろいろとあるだろう」

　最後の質問の続きとして、わたしはこう聞きました。
「1つの儀式をもし永久にやらなかったとしたら、どうなりますか？」

「儀式の効果は強力だ」大佐は言いました。「たとえ1つの儀式をしなくても、残りの4つを定期的に21回ずつ行なえば、それだけで素晴らしい結果が得られる。前に話した踊る修行者が示すように、1つの儀式だけでも奇蹟は起きる。高齢の修行者は若い修行者ほど激しい回転をしないが、強靭で精力的だった。1つの儀式でも大きな効果があるといういい例だ。儀式のすべてを行なうことができなくても、またそれらをフルに21回できなくても、自分のできる範囲のなかで、よい結果が得られ

ることは確実だ」

　わたしはさらに聞きました。「儀式は他の運動と併用してもいいのですか？　それともその２つは衝突するのですか？」

「すでに他の運動をしているなら」大佐は言いました。「ぜひ、それを続けなさい。もし、していないなら、何かをはじめることを考えなさい。どんな運動でもかまわないが、とくに心臓の血管を鍛える運動が、身体を若く保つのに役に立つ。『５つの儀式』は、それに加えて、身体が運動の有益な効果をより多く受容するように、チャクラの回転を正常化するのだ」

「『５つの儀式』と一緒にやったほうがいいことはありますか？」わたしは聞きました。

「効果を高めるのに２つのことがある。１つは、リズミカルな深い呼吸をすることだ。儀式を繰り返す間の休息時にも、同じように呼吸することはすでに話した。また儀式の前、そして各儀式と儀式の間に、腰に手を当ててまっすぐに立ち、深くリズミカルな呼吸を充分にすることが役に立つ。息を吐き出す時には、体内のあらゆる緊張が抜けていくことを想像し、心の底からリラックスし、楽な気持ちになる。また、息を吸い込む時は、自分は今、幸福と満足感で満たされつつあると思うのだ。

もう1つ推薦できるのは、儀式の後に、微温湯もしくはぬるま湯につかることだ。だが冷たくてはいけない。濡れタオルで身体をさっと擦り、すぐに乾いたタオルでもう1度擦るほうが、もっと効果があるかもしれない。この場合、注意しておかねばならないことがある。それは、身体を芯から冷やしてしまう冷たいシャワーや水風呂を使ってはいけないことだ。もし、それをしてしまったら、儀式で得た有益なもののすべてが失われてしまう」

　わたしは大佐の話に興奮しました。でも心の奥では、まだ疑っていたに違いありません。「あなたがおっしゃったような簡単なことで、本当に『若さの泉』が手に入るのですか？」わたしは聞きました。

「きみに必要なのは」大佐が答えました。「まず『5つの儀式』を1日3回ずつはじめることだね。それから徐々に増やしていって、1日21回までもっていく。まだ誰にも知られてはいないが、これこそ全世界の役に立つ、驚くほど簡単な『若さの泉』の秘儀なのだよ」

「もちろん」彼はつけ加えました。

「本当の効果を得るためには、儀式は毎日行なわなければならない。1週間に1日はさぼってもいいが、それ以上はいけない。出張やその他の用事で毎日の行ないを中

断すると、全体の進歩が遅くなる。

　だが幸いに、『5つの儀式』をはじめた人は、それが簡単なばかりか、楽しくて報いがあることを発見する。効果が現れはじめるとなおさらだ。何はともあれ、『5つの儀式』をすべてやっても20分くらいしかかからないということは素晴らしい。元気なら、10分足らずでできてしまう。その時間すら見つけられないというのなら、朝少し早く起きるか、夜少し遅く寝るようにすればよいだろう。

『5つの儀式』の目的は、身体に健康と若い活力(バイタリティー)を取りもどすことだ。わたしのように、外見を驚異的に変えたいと思ったら、その他の要素も必要になる。それは、心の姿勢と欲求だ。

　きみは、40歳で老人のように見える人もいれば、60歳で若く見える人もいるのに気づいているだろう。その違いをつくっているのが、心の姿勢だ。年齢にかかわらず、自分で自分を若いと思えば、他人の目にもそう映る。わたしは儀式をはじめてから、弱々しい老人としての自分のイメージを、心の中から消す努力をした。そしてかわりに、わたしが潑剌としていたころのイメージを心に焼きつけたのだ。わたしはそのイメージのようになろうと強く欲求し、それにエネルギーを注入した。結果はい

ま、きみが見ているとおりだ。

　多くの人にとって、これは難しい芸当だろう。というのは、自分で自分の見方を変えることなど不可能だと思い込んでいるからだ。人々は、肉体は遅かれ早かれ老化して、衰弱していくようにプログラム化されていると思っている。そして、その見方を揺るがすものは何もないと信じている。にもかかわらず、いったん『5つの儀式』をはじめると、自分が徐々に若返り、より多くのエネルギーが湧き出てくるのが感じとれるだろう。そうなると、自分自身に対する見方も変わってくる。少しずつ、自分自身を若く感じはじめると、まもなく、他の人からも『若返ったね』と言われるのだ。

　驚異的に若く見られたいと望む人に、非常に重要なことがもう1つある。わたしが意図的に隠しておいた、もう1つの儀式があるのだ。だが第6の儀式については、また後の機会にとっておくことにしよう」

二部

肉体の奴隷となっている人に自由な人はいない。
　　　——ルキウス・アンナエウス・セネカ

ブラッドフォード大佐がインドから帰ってからほぼ3か月が経過しました。その間に、大きな変化が起きました。わたしはさっそく「5つの儀式」をやりはじめ、結果の素晴らしさに大いに満足しておりました。大佐は、個人的な用事で町を離れていて、しばらく連絡がとれませんでした。ですから、やっと電話をもらった時には、わたしは夢中で自分の進歩の具合を説明し、「5つの儀式」がいかに効果があるか、充分に理解したと言ったのです。

　事実、わたしはひどく儀式に熱中し、他の人にも教えたくて仕方がありませんでした。そこでわたしは、実践教室を開く気はないかと大佐に聞きました。大佐は、良い考えだと賛成してくれたのですが、3つの条件があると言い出しました。

　第1の条件は、教室には、あらゆる階級の男女が混じっていなければならないというものです。知的職業人、ブルーカラー、家庭の主婦などです。第2の条件は、生徒の年齢は50歳以上でなければならないというものです。上限はなく、もし参加希望者がいるならば、100歳でもそれ以上でもかまわないと言うのです。「5つの儀式」は、もっと若い人たちにももちろん効果があるのですが、とにかく大佐はそう主張しました。第3の条件は、

教室の人数は15人に限るというものでした。もっと大勢のグループを考えていたわたしは、かなりがっかりしました。大佐に考えを変えるようにすすめたのですが不首尾に終わり、わたしは結局3つの条件をのみました。

　まもなく、わたしはなんとか、この3つの条件にあてはまる人々を集めました。教室は開始直後から大成功でした。わたしたちは週に1度集まりましたが、2週目に入るころから、何人かによい兆しが現れたのです。ところが大佐からは、メンバー同士で進歩の具合を話し合わないようにと言われておりました。みんながそれに同意するかどうか心配でした。しかし、1か月後にわたしの不安は解消しました。1種の報告集会のようなものを開き、全員で結果を発表し合うことになったのです。出席者は全員が、少なくともある程度の改善が見られたと報告しました。数人は、大いなる進歩があったと言い、顕著な効果が現れたという人も2、3人いました。もうすぐ75歳になるという男性が、他の誰よりも際立った進歩を見せていました。

「ヒマラヤ・クラブ」と名づけられたその集会は、毎週続きました。10週目に入ると、まさにメンバー全員が、「5つの儀式」を毎日21回目ずつ行なうようになっていたのです。全員が元気になったと感じるばかりか、若返

って見えるようになったと主張して、何人かは、もう本当の年齢を言わなくてすむと冗談を言いました。そんなことを話しているうちに、数週間前にみんなで大佐に年齢をたずねたことを思い出しました。答えは10週目の終わりまで伏せておくと言われていたのです。その時がきたわけですが、大佐はまだ姿を現していませんでした。誰かが、各自めいめいに紙に書き、大佐の年齢を当てっこしようと言い出しました。答えが発表になったとき、誰がいちばん近かったかを競おうというものです。全員がそれに賛成し、紙を回収したところに、ブラッドフォード大佐が入ってきました。

　今まで何をしていたかを説明すると、ブラッドフォード大佐が言いました。「こっちに持ってきてくれませんか。みなさんがどう書いたか興味がある。その後でわたしの本当の年齢を公表しましょう」大佐は楽しそうに、各自の紙に書かれた年齢を読み上げました。すべての人が彼を40代と想像し、ほとんどの人が40代前半と書いていました。

　彼は言いました。「たいへん好意的な判断をしていただいてありがとう。みなさんが正直なので、わたしも同じようにしたいと思う。じつは今度の誕生日で73になります」

最初は、全員が信じられないという様子で彼を見つめていました。73になろうとしている老人が、その半分の年齢にしか見えないなどということがはたしてあるのでしょうか？　やがて彼らは、なぜ大佐には自分たちより劇的な効果が現れたのか、と質問しました。
「第1に」大佐は説明しました。
「みなさんは、この素晴らしい儀式をまだ10週間しかしていない。2年間それを続ければ、もっとはっきりとした変化が出てきます。でも、それだけではないのです。まだお教えしていないことがあるのです。
　わたしは、健康と活力(バイタリティー)を取りもどすための『5つの儀式』をお教えした。これだけでも若々しい外見を取りもどすのに効果があります。しかし、もしみなさんが完璧に健康を回復し、若々しい容姿を取りもどしたいと思ったら、やらなくてはならない"第6の儀式"があるのです。わたしは今まで、そのことには触れなかった。というのは、まず最初の『5つの儀式』でよい結果を得ないかぎり、それは役に立たないからなのです」
　大佐は、第6番目の儀式を役立てようと思ったら、非常に厳しい自己抑制を受け入れなければならなくなる、と警告しました。残りの人生で、これを喜んでやり通す意志があるかどうか、時間をかけてよく考えることをす

すめました。そして第6の儀式に進みたい人だけが、翌週も教室に集まることになったのです。熟慮の後に翌週出席したのは、5人だけでした。それでも大佐には予想以上の人数だったそうです。

第6の儀式

体操 6

❶まっすぐに立つ。
❷息を吐きながら、ゆっくりと上体を倒す。膝に手がつくところまで上体を倒した時点で、息をすべて吐き切る。

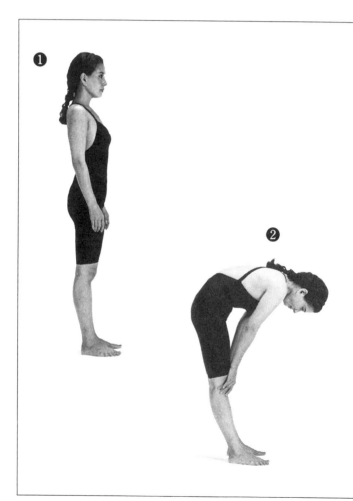

❸そのまま呼吸を止めて，上体を起こし，手を腰に当てる。手を下方に向かって強く押し，同時に腹部を引っ込め，胸を引き上げる。息を止めながら出来るだけこの姿勢を保つ。呼吸の停止が我慢ができなくなったら，そのままの姿勢で鼻から胸一杯息を吸う。
❹口から息を吐きながら手を下ろす。

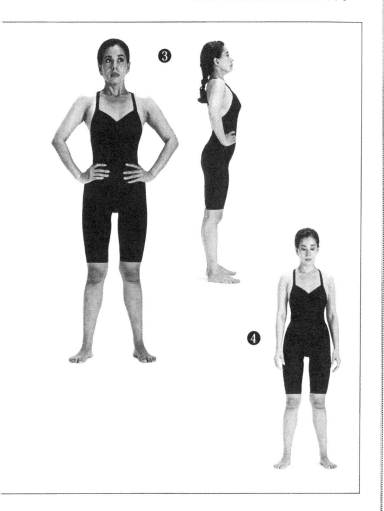

大佐は、最後の儀式、第6の儀式の説明をはじめました。
「一言でいえば、第6の儀式は、人間の性エネルギーを上昇させるものだ。性エネルギーを上昇させることができれば、人間は精神力を増すことができるばかりでなく、肉体をも若返らせることができる。しかし、これには、多くの人間が受け入れたくない制約が伴っている。すなわち性的快楽の放棄だ。
　普通の成人男女は、7つのチャクラに送り込まれる生命力の大部分を、性エネルギーとして第1のチャクラで消費してしまう。だが、若返るためには、第1のチャクラで生まれる性エネルギーを上昇させ、上のすべてのチャクラに送り込まなくてはならない。とくに頭頂にある第7のチャクラにエネルギーを集めることができるようになれば、スーパーマンやスーパーウーマンに変身することも可能となる。
　性エネルギーを上昇させる試みは、実際何世紀にもわたり、宗教家たちの間でなされてきた。西洋では、キリスト教各派が、まさにこれを試みたが、多くの場合失敗している。なぜなら彼らは、単に性欲を否定し、抑制してきたからだ。性エネルギーの強さはすさまじく、到底個人の意志で制御できるようなものではない。ところが

この力強い欲求を克服する方法があるのだ。エネルギーを放散させず、抑制することもせず、コントロールする方法、それが第6の儀式だ。

　第6の儀式は、性エネルギーを変容させると同時に、その変容したエネルギーを上部のチャクラに送り込む効果をもつ。やり方は、これまでの儀式のうちでも最も簡単なものと言えよう。ただしこの儀式は、これまでの『5つの儀式』に続けて行なうものではない。この儀式をやってよいのは、性衝動に駆られた時だけだ。過剰な性エネルギーを感じ、それを行使したいという自然の欲求があった時にだけ行なうべきものなのだ。幸いきわめて簡単な儀式であるため、いつでもどこでも実行可能だ。やり方はこうだ。

　まず、まっすぐに立つ。次に腰から上の上体を前にゆっくりと倒しながら、息を吐いていく。上体は膝に手がつくまで折り曲げ、手が膝についた時点で、肺の中の空気が空っぽになるように充分に息を吐く。そのまま息を止めた状態で、もとの姿勢にもどる。続いて手を腰に置き、下の方に向かって強く押す。そうしながら腹部を引っ込めて、胸を引き上げる。腹部の筋肉を使って、すべての内臓を上の方に持ち上げるようなつもりでやればいいだろう。息を止めながらできるかぎりこの姿勢を保ち、

呼吸の停止が我慢できなくなったとき、今度は鼻から息を吸う。肺が空気で一杯になったら、腹部の筋肉の緊張を緩めつつ、腰に添えた手を身体の横に自然に垂らしながら、ゆっくりと口から息を吐いていく。それから数回、深呼吸を鼻からでも口からでもいいから行なう。これで第6の儀式は完成だ。性エネルギーを変容させ、その強力な力を上昇させるには、多くの人の場合、3回程度の繰り返しが必要だ。

健康で活気に満ちた人と、スーパーマンやスーパーウーマンの違いは、1つしかない。前者は、生命力を性エネルギーとして振り当てているのに対し、後者は、この力を上昇させ、7つのチャクラのすべてを通して、バランスと調和をつくりあげている。だから、スーパーマンやスーパーウーマンは、日に日に、まさに時々刻々と若返る。彼らは、自分の身体の中で、真の『不老長寿の妙薬』をつくりあげているのだ。

さてこれで、『若さの泉』がわたしの内部にあることがお分かりいただけただろう。『5つの儀式』、厳密に言えば『6つの儀式』は、ただそのドアを開けるための鍵でしかない。スペインの探険家ポンセ・デ・レオンが『若さの泉』を求めて不毛な旅をしたことを思い出すと、あれほど遠くに行きながら、何も得られなかったことに

深い同情を禁じえない。彼は家を離れずに、目的を達成することができたかもしれないのだ。しかし彼もわたしと同じく、『若さの泉』は世界の遠い果てにあると信じていた。それが自分の内部にあろうとは、よもや思ってもみなかったのだ。

　第6の儀式を行なうには、活発な性的衝動があることが必須の条件だ。男でも女でも、性エネルギーがほとんど、もしくはまったくないならば、どんなことをしてもそれを変容することは不可能だ。つまり性的衝動がない人には、この儀式はできない。そのような人は、第6の儀式を試みないほうがいい。というのは、それを行なっても落胆するだけで、良い効果が出るどころか、害ばかりが生じるからだ。そのかわりこのような人は、年齢にかかわらず、正常な性的衝動を取りもどすまで、まず他の『5つの儀式』を実践するべきだ。これが達成できた後に初めて、彼もしくは彼女は、スーパーマンもしくはスーパーウーマンになる過程にとりかかってもよいだろう。

　また誰でも、本当にそうしたいと思わないかぎり、第6の儀式を試みるべきではない。もし、性的衝動がなかったり、また性の魅力に打ち勝つのに非常な努力を要するならば、その人には真に性エネルギーを変容させ、そ

れを上昇させることは不可能なのだ。かわりに、エネルギーは闘争や内部葛藤という間違った方向へ流れることになる。第6の儀式は、性的能力はあるが、違う目標に昇華させたいと真に願う人だけのものなのだ。

多くの人にとり、性のない生活は実行可能な選択ではないから、最初の『5つの儀式』だけを実践すべきだ。だが、やがて『5つの儀式』が優先順位に変化をもたらして、スーパーマンやスーパーウーマンになりたいと心底から希望する時がくるかもしれない。そうしたら、新しい生活を開始する固い決意をすべきだ。そのような人は、ぐらついたり、後ろを振り向いたりせずに前進する覚悟ができているに違いない。希望を達成するために自分の生命力を自由に駆使できる、真の達人への道を歩んでいるのです。

繰り返し言っておきたい。男女の別にかかわらず、真の練達とひきかえに肉体的な必要性を捨てる覚悟がないかぎり、性エネルギーを上昇させようとは思わないことだ。覚悟ができたら、踏み出そう。努力の後には、成功が待っているのです」

三部

長生きをしたいなら、汝の食事を減らせ。
――ベンジャミン・フランクリン

10週間が過ぎると、ブラッドフォード大佐は、「ヒマラヤ・クラブ」の集会に毎回は出なくなりました。それでも彼は関心を寄せてくれていました。時々は、いろいろな役立つ話をしてくれ、メンバーたちも折りにふれ、いろいろと助言を求めました。たとえばメンバーのなかには、食事療法、また食物が生活に及ぼす重大な影響について興味をもっている人がいました。その問題に関しては、諸説紛々あったので、ブラッドフォード大佐に、ラマ僧の食事、そして彼らの食物に関する考え方を話してもらおうということになりました。

「ヒマラヤの僧院ではわたしなどは"ひよっこ"だったから、あまり大きなことは言えないが、見たことだけでもお話しよう」翌週、大佐はわたしたちに話してくれました。「僧院では、適切な食物とか、適切な量を摂取するなどということは話題にならなかった。ラマ僧はそれぞれが、必要な食物を作る仕事についていた。すべての作業は、もっとも原始的な方法で行なわれている。つまり土も手で掘り起こす。もちろん希望すれば牛や鋤が使えたが、ラマ僧たちは、土との直接の触れ合いを楽しんでいた。土に触れ、それを耕すと、自分という存在に何かが加わると思っているのだ。わたしも、それが非常に価値のあることだということを発見した。それにより人

間と自然との一体感が強まっていくのだ。

　ラマ僧がベジタリアンであることは本当だが、厳密なものではない。彼らは、脳や身体、それに神経機能の活動に必要な、卵、バター、チーズは摂取する。しかし、肉は食べない。強壮で健康で、しかも第6の儀式を実践しているラマ僧には、肉、魚、鳥を摂取する必要がないようだ。

　ラマ僧の集団に加わった西洋人のほとんどは、わたしと同じく適切な食物や食事療法のことを知らなかった。だが僧院に入ってしばらくすると、みんな素晴らしく健康になった。少なくともその一部は、食事のせいなのだ。

　ラマ僧は、食物をあれやこれやと選ばない。選ぶものがほとんどないから、できないともいえるのだが。ラマ僧の食事は健康的な良い食物でできていて、1度の食事は、原則として1種類の食物で成り立っている。それが、健康を保つ秘訣なのだ。1度の食事に1種類の食物しか摂取しなければ、胃の中で食物が衝突し合うことはない。でんぷんはタンパク質とよく混じらないため、複数の食物を摂取すると、胃の中で衝突が起きるのだ。たとえば、でんぷんであるパンを、肉、卵、もしくはチーズといったタンパク質と一緒に摂取すると、胃の中で化学反応が起きる。それはガスを発生させ、肉体の苦痛を直接引き

起こすだけでなく、長い間には寿命を縮め、生命の質を劣化させることになる。

　僧院の食堂で、わたしは何度もラマ僧たちと一緒にテーブルにつき、パンだけの食事をした。生野菜と果物だけしか食べない時もあった。また、調理した野菜と果物だけの時もあった。

　最初のころは普通の食事、つまり慣れ親しんだバラエティー豊かな食事がたまらなく欲しかった。だがまもなく、黒パンだけ、もしくは1種類の果物だけの食事を楽しんで食べられるようになった。時によると、ただ1種類の野菜だけの食事が、大ごちそうに見えたりした。

　だがわたしは、1度の食事につき食物を1種類に制限しろとか、食事の中から肉類を外してしまえなどと言うつもりはない。ただ毎回の食事では、でんぷん、果物、野菜を、肉、魚、鳥と別に取ることをおすすめする。つまり、肉だけの食事を作ってもかまわない。極端だが、希望するなら、1度の食事で数種類の肉を摂取してもかまわないのだ。また、バター、卵、チーズと、肉もしくは黒パン、それにもし飲みたいなら、コーヒーか紅茶をいっしょに取ることは結構だ。しかしながら、甘い物（パイ、ケーキ、プリンなど）をデザートに取ってはいけない。

バターは中立の食物のようだ。でんぷんの食事、または肉の食事、どちらとでも一緒に食べられる。ミルクは肉よりでんぷんのほうに合っている。コーヒーと紅茶は、決してクリームを入れず、常にブラックで飲むことをすすめる。少量の甘味料を入れるのは害がないだろう。

　卵の正しい食べ方は、僧院で学んだ、興味深くて役立つことの１つだ。ラマ僧たちは激しい肉体労働をしないかぎり、卵全体を食べようとはしなかった。重労働をした時に、彼らは半熟卵をまるまる１つ食べていた。しかし多くの場合は、白身を捨てて、生の黄身だけを食べる。白身をにわとりにやってしまうのは、完全食品の無駄使いのように思われた。だが、卵の白身は筋肉を動かすためだけに使われるから、筋肉を使用しないかぎり、食べてはならないことを後で知ったのだ。

　卵の黄身に栄養があることは知っていたが、僧院にいたもう１人の西洋人と話して初めて、その真価に気がついた。生化学の知識があるその男は、普通のにわとりの卵には、脳、神経、それに身体の各組織が必要とするいろいろな栄養素の半数がたっぷり含まれていることを教えてくれた。これらの栄養素は、ほんの少ししか要らないのだが、精神的に、そして肉体的に非常に強壮で健康でありたいなら、食事に必ず含まれなければならないも

のなのだ。

　ラマ僧たちから学んだ大切なことが、もう1つある。彼らはわたしに、テーブル・マナーのためではなく、より完璧に咀嚼するために、ゆっくりと食事することが重要なのだと教えてくれた。咀嚼とは、身体が栄養を吸収できるように食物を砕く、重要な第1段階だ。食べ物はすべて、胃で消化される前に、口で消化されるべきなのだ。その大事な行程をとばして飲み込んでしまったら、胃に到達する時には、文字通り爆発してしまう。

　肉、魚、鳥といったタンパク食は、複雑なでんぷん食にくらべれば、咀嚼回数が少なくてすむ。しかし、とにかく完璧に噛むことだ。食物は、咀嚼すればするほど、より栄養価が高くなる。ということは、完璧に噛めば、摂取量を減らすことが可能だということだ。多くの場合、ほぼ半分に減らすことができる。

　僧院に入る前には当たり前だと思っていた多くのことが、そこを出た2年後には、ひどくショッキングなことに変わっていた。インドの大都市に着いたとき、わたしが最初に気づいたことは、金を払える人はみな、ずいぶんと大量の食べ物を食べているということだった。たった1人の人間が、4人の重労働のラマ僧の1日の空腹を満たして栄養も完璧にいきわたらせる量を、1度の食事

で取っているのだ。しかし、もちろんラマ僧たちは、その男が食べていたような組合せの食物を胃に押し込みたいとは、夢にも思わないだろう。また、1度に数多くの食物を食べることが、わたしをぞっとさせたもう1つのことだった。1度の食事で1種類か2種類の食物しか食べないことに慣れたわたしは、招待してくれた人の家のテーブルに、23種類もの食物がのっているのを見て驚愕した。西洋人がひどく不健康なのも、不思議ではない。食事と健康や強壮さとの関係を、少ししか、もしくはまったく知らないようなのだ。

　正しい食物、食物の正しい組合せ、正しい量、それに正しい食事の仕方が合わさって初めて、素晴らしい結果が生み出されるのだ。太っているなら、体重を減らすことができ、痩せているなら、体重を増やすのに役立つ。食物と食事については、まだまだ話したいことがあるのだが、時間がない。どうか、次の5点を心に刻んでおいてほしい。

(1)　でんぷん類と肉類を同時に食べないこと。もっとも、いま健康なら、それほど気をつける必要はない。
(2)　コーヒーが気になるなら、ブラックで飲み、ミルクやクリームは入れないこと。それでも気になるなら、食事から完全に削除してしまうこと。

(3) 食物を液体状になるまで噛み、食物の摂取量を減らすこと。
(4) 毎日1回、生卵の黄身を食べること。食事中にではなく、食前か食後に摂取する。
(5) 1度の食事で摂取する食物の種類を、できるかぎり減らすこと。

四部

虚弱な肉体は精神をも虚弱にする。
　　——ジャン・ジャック・ルソー

ブラッドフォード大佐は、アメリカ各地を回わってから、生まれ故郷の英国へ帰ることになりました。今日は、大佐の「ヒマラヤ・クラブ」での最後の講演の日です。テーマは、「5つの儀式」以外に若返りに役立つ、さまざまなことについてです。演壇に立った彼は、一段と身体が引き締まり、敏捷で精力的に見えました。インドから帰国した直後、すでに完璧な容姿に見えたのですが、それ以降も大佐の身体は改善され、新しい進歩を遂げていたのです。

「まず最初に」大佐は言いはじめました。
「ここにいらっしゃる女性の方々に謝らなくてはならない。というのは、今夜話すことの多くは男性向けだからです。もちろんわたしが教えた『5つの儀式』は、男性にも女性にも等しく効果がある。しかしながら、男であるわたしとしては、他の男性にも役立つことをお話したい。
　男性の声についてからはじめたい。話す声を聞いただけで、その男がどのくらいの性的能力をもっているか言い当てる専門家がいるのをご存じだろうか？　高齢の男性の、かん高くて鋭い声を聞いたことがありますね。年配者の声がそのような調子に変わったら、残念ながら、肉体の衰えが進んでいる確かな証拠なのです。説明して

みましょう。

　首の付け根にある第5のチャクラは、声帯を支配しており、それはまた、性の中心である第1のチャクラと直接結びついている。もちろん、すべてのチャクラは関連しているのだが、この2つは、もっと密接に連動している。片方に影響を及ぼすことは、もう片方にも影響する。声がかん高く、けたたましいということは、その男の性的能力が低いことを表示している。そして第1のチャクラのエネルギーが低ければ、その他の6つのチャクラのエネルギーも不足していると思って間違いない。

　第1と第5のチャクラ（他のチャクラともども）の回転を速めるには、とにかく『5つの儀式』を実践することが必要だ。だが男性には、この過程を促進するのに、もう1つよい方法がある。非常に簡単で、やる意志さえあれば、誰にでもできる。意識して、声を低くしようと努力すればいいのだ。自分の話し声に耳を傾けて、声が高くなったり、鋭く聞こえるようになったら、声を低い音域に調整する。同時に素晴らしく、堂々とした声で話す男に注目し、その音声を記憶するようにしよう。話す時はいつも、自分の声をできるだけその声に近づけるのだ。

かなり老齢の方には難しいかもしれないが、得られる効果はじつに大きい。低められた声の振動がやがて、咽喉の付け根にあるチャクラの回転を速めはじめる。そして次に、生命エネルギーの採り入れ口である、生殖腺の中心にあるチャクラの回転を高める。このエネルギーの上昇の流れが増加すると、咽喉のチャクラはさらに回転を速め、声をいっそう低くする。その繰り返しだ。

　活力に溢れ、たくましく見える若い男性のなかにも、残念ながら、いつまでもその状態が続かない人がいる。それは彼らの声が充分に成熟しておらず、高い音域に止まっているからだ。このような人や高齢者は、努力して意識的に声を低くすることで素晴らしい結果を得ることができるのだ。若い男の場合は生殖能力を保つのに役立ち、老人の場合は、それを回復するのに役立つ。

　しばらく前、わたしは素晴らしい声の訓練法を発見した。他の訓練と同じように、これも非常に簡単だ。1人でいる時や周囲がさわがしくて、あなたの声が他人の迷惑にならない時、低い声で、一部は鼻を通しながら、こう言う。『ミム、ミム、ミム、ミム』声を段階的に落としながら、できるかぎり低く、何度も何度も繰り返す。通常、声が低い音域にある朝一番にこれを行なうと効果

的だ。それから後も1日中、声を低い音域に保つよう努力しよう。

　上達したら、音響効果の良い浴室のなかで練習しよう。次にはもっと広い部屋で、同じように声を響かせよう。声の震動が強化されると、他のチャクラも回転が速くなる。とくに生殖腺の中心にある第1のチャクラ、そして頭部にある第6、第7のチャクラの回転を高めるのに効果がある。

　高齢の女性も、声が高く鋭くなることがある。その時は、同じ方法で調子を下げるべきだ。もちろん、女性の声はもともと男性より高いから、女性は男性的音域まで下げようと試みてはいけない。反対に、異常なほど男性的な声の場合は、前述の方法で声の調子を上げることが有益だ。

　ラマ僧たちは、時には何時間にもわたって、低い声でいっせいに朗唱する。この目的は、朗唱すること自体や唱える言葉の意味にあるわけではない。声を震動させること、そして7つのチャクラに与える影響が大切なのだ。数千年の昔、ラマ僧たちは『オームー……』という音の震動がとくに力強く、かつ効果があることを発見した。男性、女性を問わず、毎朝少なくとも数回この音を朗唱すると、きわめて有益であることが分かるだろう。また

日中もできる時はいつでも繰り返すと、よりいっそうの効果がある。

　まずまっすぐに立ち、肺一杯に空気を吸い込んで、すべての息をゆっくりと放出しながら、『オームー……』と１つの音を発声する。『オー』と『ムー』の長さはだいたい半分ずつにする。『オー』という音で胸腔が震動し、『ムー』という音で鼻腔が震動するのを感じること。この簡単な運動が、すべての７つのチャクラの調整に大いに役立ち、開始した直後からその効果が分かるでしょう。忘れないでほしい。重要なのは、声の震動であって、朗唱することや音の意味ではないのだ」
「さて」大佐は少し間をおいてから言った。
「今までお話したのはすべて、７つのチャクラに関することだった。これから、チャクラには直接影響を与えないが、若返りにいっそう役立つことを少しお話したいと思う。

　老齢の男女を、その弱った身体から突然取り出して、25歳くらいの新しく若い身体に入れることがもしできるとしたら、どうなるだろう？　きっとそれでも、彼や彼女は、老人のように振る舞い続け、よぼよぼだと人から思われてしまうに違いない。

多くの人は年をとることに不満を述べるが、じつは、老化することやそれに伴う障害に、あいまいな喜びを感じているのだ。言うまでもないことだが、こういった態度は若返りには役立たない。高齢者が若返りを望むなら、若者のように考え、行動し、老人っぽい態度と癖を捨て去ることが必要だ。

　最初に注意すべきは、姿勢だ。背筋をぴんと伸ばすこと！　みなさんがこの教室に通いはじめたころ、何人かの人は姿勢があまりにも悪く、まるでクエスチョン・マークのように見えたものだった。だが活力がもどってくるにつれて、精神力もよみがえり、姿勢もずっとよくなった。それはそれで素晴らしいことなのだが、そこでとどまってはいけない。日常的に自分の姿勢に注意することが大切だ。背筋を伸ばし、胸を張り、顎を引いて、頭を高く持ち上げる。それだけで、容姿は20歳若返り、身のこなしは40歳も若返るのだ。

　また、老人特有の癖を捨て去ることも肝心だ。歩く時は、まずどこに行くのかをはっきりさせ、歩き出したら、まっすぐそこへ行きなさい。足を引きずってはいけない。足を持ち上げ、大股に歩く。目を目的地に向け、かたや通りすぎるものにも目を向けるのだ。

　ヒマラヤの僧院に、わたしと同じく西洋人だったが、

1人の男がいた。みなさんが見たら、35歳以上とは思わなかっただろう。彼はまるで25歳のように振る舞っていた。だがじつは、彼は100歳を超えていたのだ。100歳をどのくらい超えていたかお話しても、みなさんは信じようとはしないでしょう。

　このような奇蹟を起こそうと思ったら、まず最初にそうしたいと望まなければなりません。はっきりと『自分はやるのだ』という信念をもつことだ。あなたにとって、若返るという目標が不可能な夢であるかぎり、それは不可能のままで終わってしまうのだ。しかし、容姿も健康も態度も若返ることができるのだという素晴らしい真実を完璧に受け入れたとき、そしてまた、その真実に向かって精力的に努力しはじめたとき、あなたは『若さの泉』という妙薬の最初の一口をすでに飲んだことになる。

　わたしがお教えした簡単な『5つの儀式』は、みなさんが自分自身の奇蹟を起こすための道具、もしくは装置です。結局、最も強力で効果的なのは、単純なことなのだ。一生懸命この儀式を続ければ、大いなる恵みが得られることでしょう。

　わたしは、みなさんが日に日によくなっていくのを見ることができて、とても満足です」大佐はこう締めくくりました。

「わたしは現在わたしにできることをすべてお教えした。『5つの儀式』を続けていれば、将来、より進んだ研究や進歩への道が開けるでしょう。ところで、みなさんにお教えしたことを必要としている人たちが、他にもいます。その人たちのところへ、そろそろ出発しなければなりません」

　こうして、大佐はわたしたちに別れを告げたのです。この並みはずれた人は、すでにわたしたちの心の1部になっていましたから、別れはひどく辛いものでした。しかし、彼から惜しみなく与えられた貴重な情報を他の人たちともまもなく共有できるのかと思うと、わたしたちは嬉しくなりました。わたしたちは、じつに幸運でした。というのは、長い人類の歴史のなかで、古代の秘密「若さの泉」を知りえた人は、ほんの1握りしかいないからです。

失われた章について

　1939年に出版された初版本は第四部で終わっています。その8年後の1947年に、第五部「マントラム──心の魔法」が加筆され、改訂版が出ました。この1947年版は一冊も残らずになくなったと思われていましたが、1994年に著者の蔵書の中から発見されました。
　本著は、1947年の改定版を一度は見た人々に「失われた章」として知られている第五部を加えた初めての版です。

五部

すべて心より出たものは、
心に由来し、
心によって手繰られる。
長部教典 c. 500-250bc

ヒマラヤ・クラブでは時折、ブラッドフォード大佐から、短いけれども興味深い手紙を受け取ることがあります。大佐は、世界中にあるあちこちのグループで講義をしますが、1か所に長居をすることはありません。

　ある日、我々の手許に、かなり長い手紙が届きました。そこにはクラブのメンバー全員に向けた非常におもしろい新情報が書かれていました。

「マントラム──心の魔法」と題したブラッドフォード大佐の手紙は、メンバー全員の好奇心をそそりました。マントラムという言葉を、どこかで見たり聞いたりしたことがあるような気がすると言った人も何人かいましたが、ほとんどのメンバーにとっては未知の言葉でした。ブラッドフォード大佐の手紙にはこうありました。

「マントラという言葉とマントラムという言葉には多少の違いがある。両方とも、『心の道具』を意味するサンスクリット語から派生しているが、違いはこれだ。マントラムは有言の心の道具、一方、マントラは無言である。

　あなた方は、たとえ気づいていてもいなくても、みな、思考により、人生を創造し、それを形成している。あなた方の物理的現実を形作るすべてのことは、まず、思考と呼ばれる原材料から心の中で創造される。マントラムとは『心の道具』であり、あなた方が人生を思うがまま

に形成するのを助けるまさに道具なのである。

さて、マントラムを自分に有利に使うには、まず、心というものと、心の作用について理解する必要がある。昨今、潜在意識という言葉をよく耳にするが、あまり理解されていない言葉である。ラマ僧は、潜在意識の代わりに、超意識——より高い位層にある意識——とも訳される言葉を使う。超意識の働きは、純粋なエネルギーである思考を把握し、物質の世界においてそれに形を与えることである。

これは本が何冊も書けるような主題だが、今、あなた方は、次のことを覚えておけば、それでいい。あなたの超意識は、あなたに喜んで仕えたがっている召使で、それはいくつかの思考様式で呼び出すことができるということだ。あなたが何かを思ったら、あなたは指令を出す。あなたの召使はすぐに呼応し、その思考を物質界で表現し、あなたの人生の成果・出来事と化す。物質的現実はあなたの思考様式を映し出す鏡なのである。あなたが思考様式を変えたら、鏡の中の映像も変わる。別の言葉で言えば、あなたは人生を変えることができるのだ。

この概念は単純であるが、多くの人には障害となっている。これらの人々は、人生における不幸な、またはより悲劇的な出来事を例に出し、それが己が心の創造物で

あるとは絶対に思えないと拒否するのである。

　しかし、心の中をよく観察してご覧なさい。肯定的な思考と否定的な思考が拮抗していることがよくあるのに気づくだろう。あなたはある瞬間"幸せになりたい"と願う。だが次の瞬間にはもう、自分が不幸であろうはずの理由を数限りなく考えている。例えば、仕事のストレスが多すぎるとか、天気が悪いとか、請求書が山積みになっているとか、ちょっと太りすぎだとか、隣りがうるさいとか、約束に遅れているとか……。つまり、あなたが定めた目標は幸せなのに、あなたの心はその反対のことを作り出すことにしゃかりきになっている。

　マントラムは、あなたの思考様式を統一し、それを最高で最良の望みと一致させるために使うことができる。この強力な道具を使い始める前に、あなたは、人生があなたの門口に運んでくる報酬がどのようなものかをはっきり認識することが必要である。

　これを成し遂げるのに役立つ非常に単純な精神訓練がある。ほんの数分しかかからないので、毎月、または数か月に一度繰り返すことを薦める。机に向かい、一番欲しいもののリストを作るのだ。何を望むべきかなどと考えてはいけない。そうではなくて、自分の望みを、心に浮かんだもの全てを、素早く記録するのだ。

つぎにリストを注意深く検討し、その一つ一つの望みがもたらす報いは何であるかを考える。その報いが自分が本当に求めているものなので、それも書き出しておく。例えば、もしあなたが"より良い職が欲しい"と書いたとする。あなたが本当に望んでいるのは、より良い職がもたらす"報い"なのである。あなたは、特殊技能や今までに受けた訓練を効果的に発揮して得られる達成感を味わいたいのかもしれない。またおそらく、あなたはより多くの報酬と、それに伴う安心感を得たいのだろう。それとも、友好的でリラックスした環境の中で働く喜びを望んでいるのかもしれない。

　あなたの望む報いは、つねに感情のかたちで表さなければならない。辛い感情も、楽しい感情も、あなたが生涯で得た経験の成果である。それらは記念品なのだ。この世を去るとき、あなたは物質的所有物は残していくことになる。だが、感情は常にあなたを離れない。だから、未来永劫にわたり寄り添うことになる友をどちらにするか、注意深く選ばなければならない。

　さあ、あなたの望みと、達成したい報いのリストをもう一度見てみよう。上から下まで読みながら、全体を要約できる２～３の言葉を捜してみよう。最初は不可能に思えるかもしれないが、よく見ると、一見異なった望み

や報いの底に共通の目的があることが分かってくるだろう。あなたの望みをこういった2、3のグループに分け、おのおのを要約する言葉でくくってみる。簡単な例を挙げよう。もしあなたが、豪華な家と、高級車、それに新しい洋服が欲しいとする。この3つの背後にある基本的な目的は富裕か繁栄である。

　そこまでくると、あなたは自分の基本的目的がより鮮明に分かるはずだから、すべてを一緒にして、簡単なコマンド（命令）に置き換える。コマンドは肯定的で、短く、核心をついたものとする。例えば、"私は幸せと力そして繁栄がいますぐ欲しい"と言ってみよう。すると、ほら、あなたはもうそれを手にしているのである。コマンドを声に出して言うことが、マントラムであり、別の言葉で言い換えれば、あなたの超意識を刺激して行動に変えさせる道具なのだ。

　力（パワー）という言葉は良い言葉である。というのは、それはあなたの肉体に健康と活力と生気をもたらす助けになるからだ。また精神面では、あなたが自分自身の運命の主人になる力を与えてくれる。そしてコマンドの最後に"いますぐに"をつけることにより、いつそれが起きて欲しいのかを超意識にはっきり認識させる。それは"今なのだ"と分からせることで、あなたの望みがただちに

実現するよう超意識を緊急に動かすのである。

さて、マントラムができたら、できるかぎり簡素に使ってみよう。必要なことは、確信を持って声に出すことだ。おどおどしてはいけない。自分の声の力を感じ、あなたの望みをもたらす魔法の精に命令するように言ってみよう。ぐらつかない確信と決意をもってマントラムを声に出して言えたら、あなたは必要なことをすべてやったということだ。

夜、寝る直前に、また朝起きがけに、マントラムを言ってみよう。それから、一日中、適当な間隔で繰り返し唱える習慣を身につけよう。鏡の前にいるなら、まっすぐに自分の目を覗き込み、固い信念を持ってマントラムを繰り返そう。

それから、日常生活の中で、考えたり、言ったりすることに細心の注意を払おう。超意識に矛盾するコマンドを送り込む否定的な考えや言葉に気をつけるのだ。それらはあなたのマントラムの肯定的な力を無効にしてしまう。だから、それらを見つけたら、立ち止まり、深く息を吸って、あなたのマントラムを確固たる決意を持って唱えることで、否定的な思考を打ち消そう。

もちろん、人前で突然、"私は幸せと力そして繁栄がいますぐ欲しい"と声に出して言うわけにはいかない。

そんなときには、マントラを使う。必要なのは、マントラを心の中で繰り返し、言葉の意味を黙考することだ。マントラは声の力によって補強されていないため、マントラムほどでないにしても、それ相当のすばらしい効果がある。

　マントラムを使うときでもマントラを使うときでも、重要なことはこの点だ。超意識に命令するときは、あなたが望む最終結果にだけ焦点をあてなければならない。言い換えれば、いかにしてこの驚異を成し遂げるかを、超意識に指図してはならない。

　超意識にはあなたの想像の範囲を超えた才気と手段が兼ね備わっている。ある一つのことで阻止されても、気落ちすることもなく、諦めることもない。なぜなら、目的を達するには他にたくさん方法があることを知っているからだ。もし、あなた自身の考えと先入観で、超意識にこうやれああやれと命令したら、それはただ選択肢を狭め、せっかく得られる不思議な力を制限しているにすぎない。

　超意識の領域は、すばらしいものである。それは、文字通りあなたが望むすべてのものを実現することを多大の喜びをもって行う。望みは非常に強い力を持つものであり、それを刺激剤として超意識を動かせば、超意識は

夢中になって働き、あなたが可能と思わなかった方法であなたの心の望みを叶えてくれるであろう。

　もう一つ、知っておくべきことがある。超意識は、あなたの思考を判断することなく、それに呼応するということだ。超意識の領域には、悩みと喜び、悲しみと幸せ、嘆きと歓びの区別がない。より分かりやすく述べると、どんな感覚や感情も、超意識的心にとっては、快でもなければ不快でもないのだ。超意識の役割は、思考様式を──すべての思考のパターンを──物質へ変換させることなのである。そしてそれは、あなたの思考の良し悪しや、幸・不幸、価値のある・なしの判断ができない。

　つまり、どのような望みであっても、それを手に入れるためのすばらしく簡単な秘密は、思考様式を変えることにより、人生を変えることである。もしあなたが、感動する考えを持ったら、超意識はあなたの人生を、惨めなものではなく、感動する出来事で充たすということだ。

　超意識というものは、途方もないものだが、意味のない思考は使うことができない。だから、効果をあげるためには、マントラムを自分自身に対してはっきりと意味のある言葉で語り掛けねばならない。それを確実にするために、留意せねばならないことが二つある。

第一は、あなたが進化・成長するにつれ、マントラムも進化・成長させることが重要だ。だから、自分が成長して目的や目標に変化が起きたら、いつでもマントラムを変えてその変化を反映させるようにする。

　第二は、マントラムはあなたが心地よく使える言葉で語らなければならないということだ。なぜこのようなことを言うかというと、東洋の指導者たちは、東洋の言語を話す人々にとってよく効くマントラムを提唱しがちだからだ。しかし、それは理解しない人にとっては、何の役にも立たない。たとえ、その言葉の意味を教えられたとしても、あなたの超意識にとってちんぷんかんぷんなのだから、決して良い結果は得られない。

　しかしながら、たった一つだけ例外がある。東洋の特殊なある言葉は、超意識に大いに作用し、脳や神経中枢組織に対して魔法のような効果をもたらす。その言葉とは、OM（オーム）だ。実際、たいした言葉ではないのだが、価値はその意味にあるのではなく、音がもたらす振動にあるのである。OとMの音の振動を上手に使うものには、どのような言語を話すとか、理解するとかにかかわらず特別な利益がもたらされる。この高度で強力な振動に順応する人は誰もが利益を受けるのだ。

　OM（オーム）——それを第7の儀式と呼ぶことにする——をう

まく使う人には、例をみない効果が生まれる。正しく詠唱すると、その振動周波数が、第7番目の、そして最高位のチャクラと連動している松果腺を強力に刺激する効果を持つ。しかしながら、人生を高度な水準に設定していない限り、松果腺の刺激は試みるべきではない。不毛の地では発芽できないように、高度な命令というものも、それを受け入れる素地が育っていない意識の下では、生きないからである。最初の5つの儀式を通じ、肉体的にも精神的高揚し、調和がとれるようになるまで、第7の儀式は行わない。その前に、あなた自身の共振性を充分に高めることが必要で、アルコールやニコチンを含む習慣性を持ったすべての薬物から完全に解き放たれていなければならない。

　準備段階として、食餌に気をつけよう。脂肪の摂取量を少なくし、あらゆる種類の甘味を避けることが必要だ。なぜなら甘味にはアルコールに最も近い砂糖が含まれているからだ。でんぷんも、本来は完璧に液状になっていないかぎり好ましくないが、理性的範囲内の量ならば、しっかり嚙むことで消化を助ければ、害にはならない。

　また、摂取する水の量を増やすことが特に大切である。普通の体格で健康な人なら、一日、3クオート（約3リットル、250 cc のコップで12杯）の水を飲まねばなら

ない。飲む量は体格に合わせて調節する。しかし、急激に多くの水を飲み始めてはいけない。そうではなく、水の摂取量を60日かけて徐々に増やしていくのがこつだ。水は、老廃物や不純物を体内から流し出すばかりでなく、電気の流れを良くし、健全なる振動を起こす伝導体なのである。まず水の摂取量を増やすことを先に、1か月ほど続ける。その後で第7の儀式に入ると、良い効果がもたらされるであろう。

　この儀式は、床に立つか、安楽な肘掛け椅子に座って行う。完璧にリラックスするのだが、ぐたっとしてはいけない。直立の姿勢を保ち、声帯が完璧に自由な状態、つまり押されたり、折れ曲ったりしないように、あごを持ち上げる。もしそうしたければ、堅いベッド、もしくは床に仰向けに横たわってもかまわない。だが、枕を置くのは厳禁だ。頭が前面に押し出され、声帯が締め付けられるからいけない。

　OM（オーム）はちょうどhome（ホーム）のように発音すればいいのだが、hは無音にする。この魔法の音を唱えるには、まず、深く息を吸う。深くといっても程度問題で、肺が苦しいほど吸いこむ必要はない。それから、落ちついた、深い、重みのある声で、母音の『オ』を『オー、ー、ー』と出してみる。あごが半分開き、唇は丸い形になっている。

舌は口の中の低位置に引っ込ませるが、奥のほうに向かうにつけ少々高くなる。『オー、ー、ー』の音を5秒ほど続けよう。それから、まだオーの音を出しながら、あごを閉じて力を抜き、唇も平たく閉じ、舌を平坦な位置において力を抜いて、『ムー、ー、ー……』の音を作り出す。この音を10秒ほど続ける。

『オー、ー、ー』の音を出すときは、それが胸腔に鳴り響くように、『ムー、ー、ー』の音を出すときには、それが鼻腔に鳴り響くようにする。正しく行えば、その二つの音は混ざり合い、一つの『オー、ー、ー、ムー、ー、ー』になるだろう。

　終わったら力を抜き、次のOM（オー、ー、ー、ムー、ー、ー）に入るまでに、一呼吸か二呼吸、深く息を吸う。OM（オーム）は3回か4回繰り返せば、充分である。良いものといえども、やりすぎは良くない。もし少しでも頭がくらくらしたり、めまいがしたら、直ちにやめよう。1時間ほど後、OMをまた数回繰り返す。この儀式に慣れていないうちは、たとえ、頭がくらくらしなくても、一日に10回以上はやらないこと。初心者があまり脳の松果体を刺激するのは良いことではない。

　マントラムと第7の儀式は一緒にやらないほうがいい。第7の儀式は、心が平静で、雑念にとらわれていないと

きにだけ行うべきだ。だが、第7の儀式をマントラと組み合わせると、すばらしい効果がある。まず、『オー、ー、ー』の部分を5秒唱え、心を完璧に静める。それから10秒間『ムー、ー、ー』と唱えながら、心のうちでマントラを数回繰り返す。

マントラは始める前に準備しておき、マントラムと同じであってもかまわない。ただし、それがあなたの基本的な目標を成し遂げるコマンド（命令）の形をとっていることを確かめなさい。また、努力を台無しにしてしまう否定的な思考や言葉を含んでいないことに、くれぐれも注意を払わなければならない。

この儀式には非常に強い効能があるから、成人だけが行うことになっている。21歳以下の人はやらないほうがいい。この儀式は、知恵の実が熟す季節に達した人々にとって、もっとも効果があるのである。

事実、自分自身の振動性を高め始めると、高齢者のほうが、若者よりめざましい進歩を遂げることがある。それは、物質界における喜びが風に舞う枯葉のように移ろいやすいことを知っており、その幻影や幻想を超越して物を見ることができるからかもしれない。こういう人々は、人生の本当の報いが、己の外に見つかるものではなく、己の内抱する世界にあることを知っている。

心の内部へ向かう旅に出るとき、昔の哲人たちの集まりである光明会派では、心と肉体の振動を高めるために第7の儀式を行った。あなたも同様に行えば、知恵という宝とともに、心と体の若さを取り戻すであろう。

　最後に私は、あなた方が新しいことに挑戦し、いまある自分からさらに一歩踏み出すことを心よりお勧めする。というのは、あなた方はすでにすばらしい進歩を遂げ、数々の偉業を成し遂げているのだが、いままでに得た報いは、あなたが心の内部へ向かう旅を始めたときに得られる報いに比べれば小さなものなのだ。そしていったん始めたら、もう後ろは振り向かない。偉大なものが、手を伸ばせばつかめる、あなたのすぐ目の前にあるのだから。

　　　　　　　　　敬具　　ブラッドフォード大佐」

　この手紙を受けた後、ヒマラヤ・クラブの人々はブラッドフォード大佐とまた音信不通になりました。いろいろ手を尽くして探しましたが、大佐の居所を訪ね当てることはできませんでした。ただ一つ確実に言えることは、大佐は旅に出て、知られざる場所を訪ね、語られざる冒険を繰り返し、想像でしか分からない不思議な体験をし

たのだということです。

出版者のあとがき

ピーター・ケルダーの初版本が出てからちょうど10年、中国はチベットに侵略し、そこを自国の一部であると主張しました。それに続く10年で、中国は、その小さな高地の王国を荒廃させ、数千年の歳月が育てた文化を破壊しました。

　さらにそれは文化革命により勢いをまし、中国人によるチベット仏教の組織的破壊が国中で始まりました。僧院は崩壊し、僧や道士が殺されました。多くの古い僧院が、ダイナマイトや迫撃砲で、文字通り吹き飛んだのです。革命分子による破壊がすばやく進むよう、庵という庵の屋根は取り除かれました。非常に貴重な経文が焼かれ、また、トイレット・ペーパーの代用品として使われました。書庫は略奪され、仏具などの宗教的道具はがらくたと一緒に捨てられたのです。かつて尊敬の対象だった寺院が豚舎や屠殺場と化しました。聖なる土像は踏みつけられてごみとなり、建築用レンガとして再製されました。侵略以前に60万人を数えたチベットの僧のうち、生存しているのは、推定で7,000人です。10万人が国外へ脱出し、侵略が開始されて3年で、チベットは、第二次世界大戦後の爆撃を受けたヨーロッパの都市にも似た傷ついた廃墟となりました。

　おそらく、このほうがさらに悪いことでしょう。中国

は約 700 万人の漢人をチベットに送り込み、土着のチベット人を自国の中で少数民族としてしまったのです。

　チベットに対するこの冒瀆を、ある人は、仏教のホロコーストと位置づけています。侵略開始以来、推定 120 万人のチベット人が、暴力、死刑、投獄、拷問、餓死、そして自殺などで亡くなりました。チベットからの脱出者は数千人に及びますが、その人々は難民受け入れ地で、極貧と生活物資の極端な不足に耐えながら、やっとのことで生き延びています。

チベットと今日のチベット仏教

　今日、何百人もチベット人がチベット内の刑務所に政治犯として囚われています。その状況は共産党政権時代の東ヨーロッパの雰囲気と似ています。チベットには数多くの中国のスパイや密告者がいて、自由な発言は出来ず、多くのチベット人は恐怖と絶望の中で暮らしています。21 世紀に入り、チベットは、世界で最も長期にわたり占領されている（そして最大の）主権国家となりました。

　多くの人々は、チベットの精神的指導者、第 14 代ダライ・ラマを、破壊され苦悩している国の顔として思い

浮かべることでしょう。1959 年、ダライ・ラマは説得されてインドのダラムサラへ脱出し、亡命政府をそこに設立しました。中国による残虐行為にもかかわらず、ダライ・ラマは互いに哀れみを持ち、非暴力で展開する外交のみが、世界平和を達成する唯一の道、またチベット人がとるべき唯一の道であると信じています。1989 年にノーベル平和賞を受賞したダライ・ラマは、ニューヨーク・タイムズの記者にこう語りました。「チベットの抵抗運動は、非暴力だから世界中の支持を受けているのです」ダライ・ラマはまた、チベットの地がいずれは返還されることを願っているとも語っています。自伝の中には、こう書いてあります。「チベットの悲劇はまだ続いていますが、世の中には良いことも多くあるのです」

付録

新しく運動を始めるときは、どのようなものでも注意してかからなければなりません。本書に書かれたエクササイズを行う前に、資格のある医師にご相談ください。「５つのチベット体操」の儀式を長年実践しているジェフ・ミッジョー医学博士は、次のような忠告をくださりました。しかしながら、このミッジョー博士の忠告が全てではなく、各自の方々の医師のアドバイスの代わりになるものではありません。

第１の儀式　回転は吐き気、頭痛、平衡感覚の失調をひき起こします。この儀式を始めるときは、ゆっくり回ってください。そして常に右回りを保つこと。
　回転は、次の症状を悪化させる可能性があるので、あてはまる場合は、すぐに専門家のアドバイスに従ってください。多発性の硬化症、パーキンソン病もしくはパーキンソン病に似た病気、メニエール病、めまい、発作症、妊娠中で吐き気がする人、めまいを起こす可能性のある薬を飲んでいる人。また、心臓肥大、心臓弁膜症、過去３か月以内に心臓発作を起こした人は、医師の明白な許可がない限り、この儀式を行わないでください。

第２の儀式　潰瘍、腰の痛み、首の痛み、薬で抑えてい

る高血圧、腹部筋肉虚弱、肩および脚に過度の緊張または凝りがある人、多発性硬化症、パーキンソン病もしくはパーキンソン病に似た病気、線維筋炎、もしくは慢性疲労症候群の人は、この儀式を非常にゆっくりと行い、繰り返す回数を週1回か2回のペースで増やしていきます。生理中の女性は、この体操が痙攣を助長し、生理を止める可能性があることに留意してください。

　裂孔ヘルニア、ヘルニア、甲状腺機能に問題のある人、メニエール病、めまい、または発作症の人は、この体操が安全かどうかを保健師に聞いてください。妊娠中、または過去6か月以内に腹部手術を行った者は、この儀式を行ってはならず、また、高血圧（薬不使用）、甲状腺機能亢進、背骨の激しい痛み、もしくは関節炎のある人は、医師の許可をもらってから儀式を行ってください。心臓肥大、心臓弁膜症、過去3か月の間に心臓発作を起こしたことのある人は、医師の明白なる許可がない限り、この儀式をしないでください。

第3の儀式　高血圧の薬を飲んでいる人は、頭を心臓の位置より低くすることは止めてください。

　腰や首に痛みのある人、腹部筋力のない人、慢性的頭痛、多発的硬化症、パーキンソン病もしくはパーキンソ

ン病に似た病気、線維筋炎、慢性疲労症候群などの人は、この体操を非常にゆっくりと行い、週に1回もしくは2回しか回数を増やさないでください。

　ヘルニア、裂孔ヘルニア、高血圧（薬不使用）、背骨の激しい痛み、関節炎、甲状腺機能亢進、メニエール症、めまい、発作症の人は、この儀式をやってもよいかどうかを保健師に尋ねてみてください。妊娠中、または過去6か月以内に腹部手術を行った者は、医師の指示に従ってください。心臓肥大、心臓弁膜症、または過去3か月以内に心臓発作に見舞われた人は、医師の明白な許可がなければ、この儀式をしてはなりません。

第4の儀式　高血圧を薬で抑えている人、潰瘍、腰痛、首の痛み、腹部筋肉虚弱、肩や脚の弱い人、もしくは肩凝り、脚凝りのある人、多発性硬化症、パーキンソン病もしくはパーキンソン病に似た病気、線維筋炎、手根トンネル症候群、または慢性疲労症候群の人は、この儀式をゆっくりと行い、週に1回か2回しか回数を増やさないでください。生理中に行うと、痙攣を助長し、生理を止める可能性があります。

　次の症状と診断された人は、保健師の許可なしにはこの儀式を行わないでください。ヘルニア、裂孔ヘルニア、

甲状腺機能亢進、メニエール病、めまいおよび発作症。また、妊娠中、もしくは過去6か月以内に腹部手術を行った者、ヘルニア、裂孔ヘルニア、高血圧（薬不使用）、背骨の激しい痛み、関節炎などの人は、この儀式を行う前に、医師の忠告を受けましょう。心臓肥大、心臓弁膜症、または過去3か月以内に心臓発作に見舞われた人は、医師の明白な許可がなければ、この儀式をしてはなりません。

第5の儀式　潰瘍、腰の痛み、首の痛み、腹部筋肉虚弱、肩および脚に過度の凝りがあるとき、または虚弱者、多発性硬化症、パーキンソン病もしくはパーキンソン病に似た病気、線維筋炎、手根トンネル症候群、もしくは慢性疲労症候群の人は、この儀式を非常にゆっくりと行い、繰り返す回数を週1回か2回のペースで増やしていきます。

　高血圧、ヘルニア、裂孔ヘルニア、背骨の激しい痛み、関節炎、甲状腺機能亢進、メニエール病、めまい、発作症の人は、この儀式をする前に、医師の意見を聞いてください。

　妊娠中、もしくは過去6か月以内に腹部手術を行った者、薬を飲んでいても高血圧が解消されていない人、ま

たはヘルニアの激しい人は、この体操をしないでください。心臓肥大、心臓弁膜症、または過去3か月以内に心臓発作に見舞われた人は、医師の明白な許可がなければ、この儀式をしてはなりません。

総体的アドバイス　5つの儀式を行うと、多くの肉体的変化がもたらされます。まず、血流などの流れを刺激する儀式には、劇的な解毒作用があります。従って、ゆっくりと回数を増やし、最終的に21回にするわけです。儀式を始めると、尿の色が濃くなるか、匂いが強くなることがあるでしょう。放尿時に、ちくちくしたり、ひりひりしたりするかもしれません。女性なら軽い感染症のような症状が出る人もいます。また、汗の匂いがするようになったり、肌に小さな発疹が出ることもあります。軽い呼吸器感染症や関節に痛みが出る人もまれにいます。こういった症状は、組織や関節、それに粘膜に蓄積していた毒素や汚染物質が、体から排出し始めるから起きるのです。これらは一時的で普通のことですが、何らかの医学的対策を取るべきかどうかを、医師に尋ねてください。

　ジェフ・ミッジョー医学博士は1983年よりマサチュ

ーセッツ州レノックスでホリスティック医学ならびにレイキによる治療を行っています。プラーナヨガ教育法の開発、ならびに同指導者の育成にあたっており、「5つの儀式」のワークショップも開講しています。レノックスのクリパル・ヨガ指導者訓練センターの前理事である博士のコメントは若さの泉ブック2に寄稿された『儀式とヨガ——健康と長寿の新知識と実践』からの引用です。

読者からの手紙

●チベットに伝わる古来の「5つの儀式」は、本当にあなたを若返らせ、元気にさせるのでしょうか？ 読者の話を聞いてみましょう。

以下は、読者から送られた手紙や葉書の抜粋です。

●最初の日から違う感じがしました。今は4週目に入ったところですが、日に日に若返り、バイタリティーに溢れるのを感じます。
──ドロレス・H・チェラン（ワシントン州）
●5週やっただけで、深いシワもカラスの足跡もシミも消えかかっています。何といっても面白いのは、わたしは40歳で、年齢相応に見えていたのですが、この頃は、35歳とか29歳、時には26歳と言われます。ええ、「5つの儀式」は効果がありますとも。試してみるしかありませんね。短期間で美しさが蘇ります。あなたに神のご加護のあらんことを。わたしは若さの贈り物を、心から感謝してます。──バーバラ・クロケット、ラスベガス（ネバダ州）

若く見える

●「5つの儀式」を一年以上続けて、わたしはすっかり若返りました……15歳若く見えるという人もいます。弱かった足首が強くなり、姿勢も良くなりました。身体は、ずっと柔らかく、敏捷になっています。──ラ・メー・レムクイル、ウーストバーグ（ウィスコンシン州）
●まず自分自身で若いと感じる。そればかりか、わたしの年齢（73歳）を知る人からは、20歳は若く見えると言われる。主治医（58歳）は、週に15から20マイル走っているが、わたしのほうが若く見えると文句たらたらだ。老化を防止したいと望むすべての人にこの本を推薦する。──ジャック・スミスソン、グラス・バレー（カリフォルニア州）
●3か月間「5つの儀式」をやった後、友人が言うことに驚いた。なぜわたしが以前よりそんなに若く見えるのか、訳を知りたいと言うのだ。15歳も若く見えるという人もいた。「若さの泉」なんてものが実在することに興奮している。──バーナード・デイヴィス、

リバティー（ニューヨーク州）

若く感じる

●最近、わたしの友人が若返り、白いひげがきれいな茶色に変わりはじめました。不思議に思って問い詰めると、「若さの泉」の本を教えてくれました。以下は、「5つの儀式」をはじめてから、わたしの身に起きたことです。不眠症が治り、湿疹が完全に消えました。閉経期のほてり（わたしは53歳です）にもさようならができました。遠近両用眼鏡を25年間かけていましたが、もうどんな眼鏡も要りません。25年前のように、瞳に美しい青い色がもどりはじめました。わたしは、ふたたび16歳になったように感じるのです。でも、美しい白髪に別れを告げなければならないのはさびしいことでした。年をとることのなかで、たった1つ好きだったことなのです。──アイダ・シュルツ、ソルトレーク・シティー（ユタ州）

●「5つの儀式」を行なって3か月後、若返ったと多くの人に言われました。鏡をのぞくと、確かにそうなのです。みんなが秘訣を聞きたがるので、「若さの泉」の本のことを教えたところ、全員が買いました。彼らも「5つの儀式」をしてしばらく経ちますが、若返っています。──チャールズ・テッパー、ブルックリン（ニューヨーク州）

髪が生えてきた

●しばらく前までは、髪は薄くなり、抜ける一方だった。それがふたたび生えはじめ、量も増えている。──ヘンリー・バン・オルスト、ホーソーン（ニュージャージー州）

●主治医の家族に5年ぶりに会ったところ、こう言われた。「どうしたの？ あなたは75なのに、35か40くらいにしか見えないわ。それにあなた自身もそんなふうに振る舞っているわね。髪の毛だって白くもなければ、禿げてもいない。銀色でふさふさしている。秘

密を教えて」わたしは彼らに「若さの泉」の本を見せ、長年の親友なので、貸してあげた。その本がもどって来なかったのは、言うまでもないことだ。——H・B・マコーレー、トュラローザ（ニューメキシコ州）

●儀式をはじめたころ、わたしは顎ひげも口ひげも真っ白で、肌は青白かったのです。まるで自分の祖父さんの幽霊のようでした。今では、色艶もよく、ひげはだんだん変化して、ほとんど黒くなりました。細かい字も読むことができます。以前は決してできなかったことです。——チャス・ハミルトン、サウザンド・オークス（カリフォルニア州）

驚くべきエネルギー

●わたしは15年間、自己改良の運動をいろいろやった。だが、「五つの儀式」ほど効果的なものはない……3週目が終わるころ、エネルギーと活力が信じられないほど増加するのを感じはじめた。劇的で、驚異的なできごとだ。——ジョー・アレキサンダー、ファイアットビル（アリゾナ州）

●まだ数週間しか「5つの儀式」を実行していませんが、活力が驚くほど増加しました。ありえないと思うでしょうが、知覚が鋭敏になったのです。わたしは得意になっています！——マイラ・C、ヤキマ（ワシントン州）

●わたしは何人かの患者にあなたの本を推薦しました。すると全員がとても調子がよいと熱心に報告してくるのです。そこでわたしも、3週間前に「5つの儀式」をはじめました。開始して9日で、体力と忍耐力が大きく増したことに気づきました。重い荷物を持って階段を登っても、身体が痛くなりません。最近知り合った栄養士は、「5つの儀式」を4か月続けたらすっかり丈夫になったと言っています。彼は、長い間運動をやってきた男で、ウエイト・リフティングなどもやっていたそうですが、「五つの儀式」のほうが効果があ

ると言いました。すっかり若返ったと友人に言われたそうです。わたしはあなたの本を大いに信頼しています。これからも儀式をずっと続けたいですね。──スタンレー・S・バス博士、カイロプラクティック医、ブルックリン（ニューヨーク州）

記憶がよくなった

●記憶力が悪くなり、恥ずかしい思いをしていました。ところが「儀式」を毎日2か月続けると、考えがすっきりし、エネルギーに溢れるようになりました。友だちもわたしの変化に気づいています。62歳で、「老化」するのでなく「若化」するのですから、心から感謝しています。──アデライン・ネビュー、ヤキマ（ワシントン州）

●わたしは83歳になり、人生のあらゆるものに興味を失いました。家にとじこもり、余生も長くないと考えたのです。その時偶然、わたしは「5つの儀式」が書いてあるあなたの本を見つけました。まだ少ししか儀式をしていませんが、記憶力は50パーセントほど回復し、元気が出てきました。会う人ごとに若返ったと言われます。「5つの儀式」のおかげで、わたしはすっかり違う人間になり、今もどんどんよくなっています。すべての人がこの本を読むべきです。──E・B・K・ミラー、バクストン（ノース・カロライナ州）

●数か月前までは、生ける屍のようなわたしでした。片方の靴のひもを結ぶと、もう疲れ、休みたくなるのです。それが今では5キロくらいの物なら楽々と運べます。わたしが今までに読んだ本の中で最高です。──L・H・チェンバーズ、ベインビル（モンタナ州）

●幸福で、すべてのことが楽しく、宇宙と一体化し、エネルギーに溢れ、スタミナがある……こんなに素晴らしい気持ちになったのは初めてだ。まさに驚異だ。わたしは74歳で曾孫もいる。……P.Sリラックスして、ぐっすり眠れるので、睡眠時間が短くてすむ。──ジョッテ・ファースト、オスロ（ノルウェー）

エネルギーが溢れて、持続する

●わたしは仕事から帰ると、ぐったりと疲れていたものです。たっぷり睡眠をとった週末でも疲れが抜けませんでした。ところが儀式をはじめると、わたしは軽快になり、エネルギーに溢れるようになりました。この夏のソフトボールの試合では、チームの誰よりも元気でした。信じられないほどの変化です。——リンダ・フェルダー、シルバー・スプリング（メリーランド州）

●ぼくは午前の授業には、身体を引きずるようにして出席していました。でも、儀式をしてからは、生まれ変わったように機敏になりました。かなり長い間、ハード・トレーニングをしているのですが、月並みな結果しか出せませんでした。でも儀式をはじめると、劇的に記録が更新し、より重いバーベルが持ち上げられるようになりました。難解な説明のすべてを納得したわけではありませんが、「5つの儀式」が効果があるのは事実です。ありがとう！——マーク・パーキンス、ランシング（ミシガン州）

●儀式をしてすぐ、エネルギーが湧き出して、幸福感に溢れることに気づいた。毎日が気持ちよく過ごせ、仕事の上でねばりも出てきた。「5つの儀式」をするだけで、こういう変化が現れるのは本当だ。——満足している者より（48歳）

脂肪と贅肉がとれた

●ぶよぶよしていた身体がしまり、柔軟になった。——「5つの儀式」をはじめてまだ11週目だというのにだ。身体を思いどおりに動かすことができ、自分で自分を取りもどしたような感じがして驚いている。20代の時のように軽快に、敏捷に反応する。おまけに溢れるほどのエネルギーを感じ、毎日が愉快でたまらない。友だちが言うには、「儀式」は、人間と宇宙の幸福の源とを合体させ、ネガティブな要素をすべて取り去るということだ。——アッシャ・フ

メスキー、アン・アーバー（ミシガン州）
●「5つの儀式」をしだしたら、筋肉がついて脂肪が減った。今、わたしはとても気分がよく、もっとよくなるだろうと期待している。すべての人にこの本を推薦する。──チャールズ・ノウワー、ロサンゼルス（カリフォルニア州）
●10日前に妹の服を着てみたところ、ウエストがひどくきつくて、それはみじめなものでした。昨日もう1度試したところ、ぴったり合ったのです。そんなに短い時間で、体型が変わるなんて信じがたいことですが、事実です。それに、スタミナがつきました。より元気に働けて、疲れても早くすぐに回復します。──ルース・O、アルパイン（テキサス州）
●腕の皮膚に張りが出て、贅肉が見えなくなりました。みんなに「5つの儀式」をすることをすすめます。素直な心で試してみて、結果をみてごらんなさい。──V・T、プレースビル（カリフォルニア州）
●脊椎、腰骨、膝頭が、自然にあるべき位置にもどっていました。何年もカイロプラクティックに頼っていたわたしがどれほど喜んでいるか、想像がつくでしょう。──ボニータ・Z、フェニックス（アリゾナ州）

関節炎が消えた

●儀式を6か月かかさずやったら、両膝の関節炎が消えました。わたしの家族はみな関節炎持ちなのです。去年、大佐の本に出会えて幸いでした。──フレッド・シュミット、トラバース（フロリダ州）
●儀式をして10日後に、わたしは指の関節炎が消えたことに気づきました。それに真っ白だった前髪に黒い毛が生えはじめたのです。バイタリティーもより多く感じます。──ヘレナ・サザランド、サン・アンセルモ（カリフォルニア州）
●2年前、足の腫れに悩んでいた。医者や整骨療法医、それに2人

の脚の専門家にかかったが、少しもよくならなかった。ところが、「五つの儀式」を行なうと、1週間後に腫れが引いた。そしてそれから2か月、食事はまったく変えていないのに体重が5ポンド減った。――ドン・スタークマン、フィルマス（オレゴン州）

蓄膿症が治る

●蓄膿症による頭痛を治そうというのが、この本を注文したきっかけです。入手してすぐに儀式をはじめましたが、それ以来、頭痛がしなくなりました。多くの人が蓄膿症による頭痛に悩んでいるバージニア州で起きた奇蹟です。――ヘルガ・ボルダ、レストン（バージニア州）

●朝、鼻が詰まって目が覚めるというのがなくなった。徐々にだが、鼻の通りがよくなっている。昔は、気持ちが悪くて、仕方がなかった。――ロン・マッキントッシュ、エデン（ニューヨーク州）

●言いようのない幸福感に包まれています。生きているって実感がするのです！　45歳になるわたしの娘も儀式を行なっていますが、詰まっていた鼻の通りが良くなりました。――ルース・ラローン、オースチン（ミネソタ州）

●数年前から、蓄膿症のせいで臭いを感じることができなくなりました。「5つの儀式」をはじめると、嗅覚がもどってきたのです。言葉では表せないほど感謝しています。――キャロル・M、タクソン（アリゾナ州）

痛みが消えた

●結果には本当に驚いた。筋肉の痛みを感じないで、ゴルフやテニスが楽しめる。庭仕事をしても、身体が痛くならない。本当は69だが、45か50くらいに感じる。――ウイリアム・ボンド、ゴールデン（コロラド州）

●37年間、背中の痛みに悩んでいましたが、「5つの儀式」をはじ

めた日から、それがまったく消えました。——キャシー・ローガン、ロス・ゲイトス（カリフォルニア州）

●事故に巻き込まれ、それ以来38年間、左の膝が疼いていた。1年前に「5つの儀式」をはじめると、左膝は右膝と区別がつかないほどよくなった。今は、何の不安も痛みも感じずに、曲げたり、ねじったりできる。それに、腕と肩の激しい痛みもとれて快適だ。——チャールズ・ペイビス、ファイエット・シティー（ペンシルベニア州）

●半年以上、わたしは脚の痛みに悩み続けた。痛み止めを、仕事に出かける前に2錠、家に帰る前にまた2錠飲んでいた。それなのに、儀式をはじめて2週間すると、痛みが嘘のように消えていた。今は30日経つが、薬も飲まずに昼も夜も働ける。儀式の効果は絶大だ。"幸福な人々"の欄にわたしの名前をつけ加えてよいですよ。——ウィリアム・T・スペンサー、カイロプラクティック医、セント・ポール（ミネソタ州）

●腰の痛みがずっとよくなった。もうほとんど痛みを感じない。——トーマス・H・ヘンツ、エレンスバーグ（ワシントン州）

●わたしは背骨に重傷を負い、歩くことができなくなりました。5年間、激痛に悩まされてきたのです。本書を読むまで、自殺も幾度か考えました。今は、「5つの儀式」のおかげで、痛みもとれて、歩行も可能になりました。就学前の児童を指導する職も見つかったのです。——リナ・ターンボウ、リノ（ネバダ州）

●わたしは、「若さの泉」の本を楽しんでいます。甲状腺の機能がとてもよくなりました。25年間、薬を0.3ミリグラム飲んでいたのですが、今は0.1ミリグラムで充分です。医者は「5つの儀式」のせいとは思えないと言いますが、わたしはただ微笑んでいます。——キャシー・ヘルナンデス、マリナ・デル・レイ（カリフォルニア州）

消化がよくなった

●「5つの儀式」をすると、消化がよくなるように感じる。頭もすっきりしてきた。「若さの泉」は、魅力的な本だ。——アーサー・I、フィラデルフィア（ペンシルベニア州）

●わたしは「5つの儀式」の効果を証明できる。儀式をして数週間後、わたしの潰瘍はほとんど全部消えたのだ。——ハリエット・B、フェニックス（アリゾナ州）

●「5つの儀式」はまだ試していませんが、本書にある食事療法を実践しています。素晴らしい結果がありました。わたしは若返り、元気になったのです。人前に出ると、必ずわたしは容姿を褒められます。食事の量が減り、ジャンク・フードはもう全然食べたくありません。友だちにも本をプレゼントしました。最近そのなかの1人に会ったのですが、彼女もすっかりきれいになりました。——フランセス・M・ターナー、ロサンゼルス（カリフォルニア州）

今までになく良い気分

●「5つの儀式」をはじめてから、1日も欠かさず続けています。こんなによい気分で暮らせるのは、生まれて初めてです。——J・R・ワック、ウォナキー（ウィスコンシン州）

●2日後、わたしは実際に効果があることを発見した。時間が経つにつれ、いっそう驚くような効果がみられた。わたしは今までたくさんの健康の本を買い、それらもみな素晴らしかったが、「若さの泉」のように短時間で多くの効果があったものはない。わたしの祈りが通じたのだろうか。——ルース・S、カンザス・シティー（ミズーリ州）

●今わたしが知る最高の本の一つだ。世界中の善き人々がこの本を知ることを願う。——ニナ・スチュワート、グロスター（マサチューセッツ州）

●素晴らしい本を出版してくれてありがとう。読みはじめたら、途中で止められなくなりました。……P. S わたしは77歳で、今までずっとこのような本を探していたのです。——イブリン・サグデン、アレンタウン（ペンシルベニア州）

訳者あとがき

これは不思議な本です。少なくとも従来の健康法の本とは、ずいぶん違うと思った方も多いでしょう。大きな違い、それはこの本が物語を持っているからかもしれません。しかもその物語には、ついつい引き込まれてしまう魅力があります。
　著者のピーター・ケルダーが、公園で偶然、ある退役軍人に出会うところから物語は始まります。親しくなるうちに、ケルダーは、老人が、不老長寿の秘法を探していることを知ります。初め、ケルダーは半信半疑でした。最初にそんな話を聞いた時、彼は老人の精神状態を疑ったのかも知れません。でも老人は本気でした。やがて老人は不老長寿の秘法を求め、インドへと旅立って行きます。数年たってケルダーのもとに老人から知らせが届きます。「若さの泉が見つかった！」
　ケルダーはその方法を老人から伝授されました。そうです、物語に引き込まれさえすれば、読者は著者ピーター・ケルダーの驚きをそのまま追体験することができるのです。
　ピーター・ケルダーとは何者でしょうか。そして「若さの泉」を発見した退役軍人は実在したのでしょうか。実はいずれの点についても謎のままなのです。本書は最初、1939年に「啓示の目」というタイトルでアメリカで出版されました。その当時の出版のいきさつを知る者は、今は誰もいません。
　その後再びハーバー・プレスという名の小さな出版社から「若さの泉」というタイトルで出版されました。しかしハーバー・プレスは書店での販売はしませんでした。同社は、メールオーダーだけで本書を売ったのです。にもかかわらずこの本は、アメリカで、毎年5万部も売れるヒット作となりま

した。それはたまたまこの本を手にいれ、5つの儀式を実践して効果のあった人達が、次々に他の人々に宣伝したためです。

　ここに記された5つの儀式は、誰もができるような本当に簡単な体操で、全部の儀式をやっても10分から20分程度の時間しか要しません。ところが毎日これを行なった人々には、驚くほどの効果があったのです。この体操を実践して効果を得た人達にとって、この物語が空想であるか事実であるかは問題ではなくなりました。多くの読者に試されることによって「若さの泉」の存在が証明されていったわけです。

　日本では健康法がブームです。数字の上で日本は世界的な長寿国です。でもアレルギーに悩む人は多いし、ガンで死ぬ人は年々増えています。そんな背景が健康法ブームの裏にはあるかも知れません。ヨガに気功、呼吸法に瞑想法、さらに食事療法とありとあらゆるメソッドが流派となり、細分化され巷に流布されています。実際健康法については情報が多すぎるような気がします。それはアメリカも日本も同じです。しかしこれには、ある固定概念があります。それは健康維持という概念です。言ってみればこれは年相応の健康が保てれば良いという考えで、極めて消極的な態度です。
「若さの泉」はそんな固定概念を打ち砕こうとする試みです。すなわち、健康であるばかりでなく、人間なら誰でも一方向に通過しなければいけないと一般的に信じられている老化現象の逆転、若返りを実現しようとする試みです。

　そんな事が果たして可能なのでしょうか。著者のピータ

ー・ケルダーも初めは疑っていました。だが彼は多くの仲間と共にそんな奇蹟が実現されるのを目の当たりにしたのです。私もこの本を初めて読んだ時には疑いました。でも疑っているだけでは進歩がありません。早速実行に移したところ、自分も気分が爽快になり、人からも「健康そうだ」と言われるようになりました。私は、自分のペースでできることを毎日しています（ちなみに今のところ、それぞれの儀式を5回ずつです）。いつの日か「若さの泉」を発見できたら良いなと思いながら……。

　このように、この体操の良いところは、いつでも、どこででも、ひとりで、特別な装備もなしに、その人に合ったペースでできるところです。あなたも早速始めてみませんか？

本書は、1993年に『若さの泉』として発行されたのち、1996年に新装改訂、また2001年に新装二版を出版した。今回は、今までの内容に加えて下記の追加原稿が収録されている。
- バーニー・S・シーゲルによる新しい序文
- 著者についてのより詳しい説明
- 「失われた章」として削除されていた五部
- 出版者のあとがき
- 付録

Peter Kelder ;
ANCIENT SECRET OF THE FOUNTAIN OF YOUTH
Copyright © 1985, 1989, 1998 by Harbor Press, LLC. All rights reserved including reproduction in whole or in part in any form. This edition published by arrangement with Harbor Press, LLC. through Japan UNI Agency, Inc., Tokyo.
Japanese language translation copyright © 1985, 1989, 1998 by Akiko Watanabe.

渡辺昭子（わたなべあきこ）　1947年東京生まれ。上智大学外国語学部英語学科卒。訳書に『黒馬物語』『米国メディア戦争最前線』など多数。

５つのチベット体操──若さの泉　決定版

1993年６月25日　初版発行
2004年12月30日　改訂新版初版発行
2024年９月20日　改訂新版初版印刷
2024年９月30日　改訂新版初版発行

訳　者　渡辺昭子
装幀者　岩瀬聡
発行者　小野寺優
発行所　河出書房新社
　　　　〒162-8544　東京都新宿区東五軒町２-13
　　　　電話　(03)3404-8611〔編集〕(03)3404-1201〔営業〕
　　　　https://www.kawade.co.jp/
印刷　株式会社亨有堂印刷所
製本　小泉製本株式会社
Printed in Japan
ISBN978-4-309-29339-4
落丁本・乱丁本はお取り替えいたします。
本書のコピー、スキャン、デジタル化等の無断複製は著作権法上での例外を除き禁じられています。本書を代行業者等の第三者に依頼してスキャンやデジタル化することは、いかなる場合も著作権法違反となります。